特定非営利活動法人 日本歯周病学会 編

歯周病患者における
再生療法のガイドライン

2023

2023 Regenerative Therapy Guidelines
for Patients with Periodontal Disease

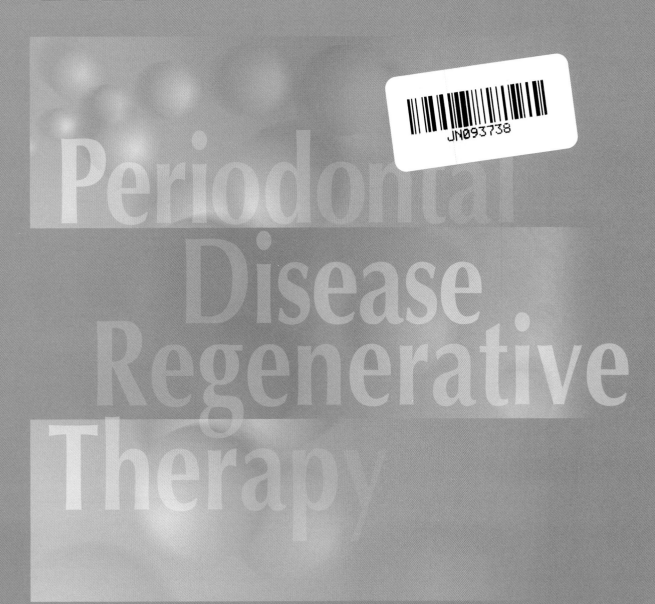

医歯薬出版株式会社

発刊に寄せて

　日本歯周病学会は1957年に設立され，現在，日本歯科医学会の所属学会46学会の中で2番目に多い会員総数12,500名を擁する専門分科会です（2023年10月1日現在）．本会は学術を基盤として歯周病から国民を守り，口腔・全身の健康支援を使命とする学術団体としての役割を担い続けています．

　そしてこれまで，教育・啓発活動，歯周治療の充実，発展のために，さまざまな指針・ガイドラインを発刊し，全会員へ配布するとともに，一般の方々に対しても，本学会のホームページからのオープンアクセスを可能としています．

　本書の前版となる『歯周病患者における再生治療のガイドライン2012』は，当時の吉江弘正理事長のもと，和泉雄一ワーキング委員長，中川種昭副委員長ほか10名のワーキングメンバー，2名の協力者，2名の外部評価者により，2013年12月に上梓されました．そして約10年の時を経て，今回，五味一博ワーキング委員長のもと，第2版の上梓に至りました．

　その間の歯周組織再生療法の大きな変化は，村上伸也先生率いる大阪大学歯学部のグループが中心となり，日本の歯科大学・歯学部や医療機関，さらに多くの日本歯周病学会のメンバーの協力の下，塩基性線維芽細胞増殖因子（FGF-2）を応用したmade in Japanの歯周組織再生剤，リグロス®が開発され，科研製薬株式会社により市場に導入され，保険診療での使用が可能になったことでしょう．今版のガイドラインでは全世界で蓄積されてきたいくつかの歯周組織再生療法に関する臨床データに加えて，本邦発のFGF-2の臨床データについても盛り込まれています．

　本ガイドラインが学会の会員の皆様はもとより，歯科学生，臨床研修歯科医，多くの歯科・医科の分野の先生方，さらには行政関係の方々にも役立つことを心より期待しています．

　結びに，ガイドラインとりまとめの重責を担って頂いた五味一博委員長，ご多忙中にもかかわらず玉稿を御執筆頂き，また度重なる校正や編集にご協力いただいたワーキンググループの先生方，外部評価の労を担って頂きました湯浅秀道先生，南郷里奈先生に対し，心より感謝申し上げます．さらに本書の刊行は，医歯薬出版株式会社の多大なご理解とご助力があってこそ実現できたもので，こうして版を重ねることができました．記して本学会理事長として感謝の意を表します．

2023年11月

特定非営利活動法人　日本歯周病学会　理事長

沼部　幸博

歯周病患者における再生療法のガイドライン 2023
目　次

■執筆者一覧（ワーキンググループ委員）

委員長　　五味　一博　　鶴見大学歯学部歯周病学講座
副委員長　沼部　幸博　　日本歯科大学生命歯学部歯周病学講座

岩田　隆紀　　東京医科歯科大学大学院医歯学総合研究科歯周病学分野
臼井　通彦　　九州歯科大学歯学科口腔機能学講座歯周病学分野
梅﨑陽二朗　　福岡歯科大学口腔歯学部総合歯科学講座高齢者歯科学分野
應原　一久　　広島大学大学院医系科学研究科歯周病態学研究室
尾﨑　友輝　　松本歯科大学歯科保存学講座（歯周）
金山　圭一　　静岡県立大学短期大学部歯科衛生学科
河口　浩之　　広島大学病院 口腔総合診療科
北村　正博　　大阪大学大学院歯学研究科口腔治療学講座
倉治竜太郎　　日本歯科大学生命歯学部歯周病学講座
小出　容子　　昭和大学歯学部歯科保存学講座歯周病学部門
児玉　利朗　　神奈川歯科大学大学院歯学研究科高度先進口腔医学講座
小牧　基浩　　神奈川歯科大学歯学部臨床科学系歯科保存学講座歯周病学分野
佐藤　秀一　　日本大学歯学部歯科保存学教室歯周病学講座（歯科保存学第Ⅲ講座）
佐野孝太朗　　九州歯科大学口腔機能学講座歯周病学分野
芝　多佳彦　　東京医科歯科大学大学院医歯学総合研究科歯周病学分野
辰巳　順一　　朝日大学歯学部口腔感染医療学講座歯周病学分野
内藤　徹　　福岡歯科大学口腔歯学部総合歯科学講座高齢者歯科学分野
蓮池　聡　　日本大学歯学部歯科保存学教室歯周病学講座（歯科保存学第Ⅲ講座）
山田　聡　　東北大学大学院歯学研究科歯内歯周治療学分野
山本　松男　　昭和大学歯学部歯科保存学講座歯周病学部門
吉成　伸夫　　松本歯科大学歯科保存学講座（歯周）

序　論

　このたび，「歯周病患者における再生治療のガイドライン2012」（上梓は2013年）が発刊されて約10年を経て，「歯周病患者における再生療法のガイドライン2023」を刊行することになった．本書では，2016年に歯周組織再生剤であるFGF-2が臨床応用されるようになったことからその内容を新たに加え，より臨床に即したガイドラインとするための改訂を行った．本ガイドラインの目的は歯科医師ならびに医療従事者に対し「歯周組織再生療法に関する指標の提供」とそれによる「国民への安心・安全な医療の提供」を行うことである．

　「歯周病患者における再生療法のガイドライン2023」は，基本的に「歯周病患者における再生治療のガイドライン2012」を踏襲しているが，上述したようにFGF-2製剤が保険収載されて，すでに数年が経過しエビデンスが蓄積されてきたことからFGF-2に対する項目を追加した．また，使用する材料・薬剤は現時点において厚生労働省により認可され，一般的に臨床応用が可能なものに限定し，それ以外は除外した．GTR法では国内流通のない非吸収性膜については評価から除外している．本改訂にあたってはワーキンググループを立ち上げ，さらに外部評価委員を組織した．ガイドラインの作成にあたっては，「Minds診療ガイドライン2020」のGRADEアプローチに従ってスコープ作成と臨床質問（CQ）を設定し，システマティックレビュー形式でエビデンスの収集・総体評価を行った．十分なエビデンスが得られたCQでは可能な限りメタアナリシスを実施し，さらに患者の価値観や日本における歯科医療の実情などを踏まえて総合的に推奨を決めていった．

　CQ作成では臨床に応用しやすいよう，歯周組織再生療法の主な対象である骨縁下欠損と根分岐部病変に絞り，各治療法との比較，骨移植材の併用の有無，および喫煙の影響について評価した．改訂とはいえ，すべての内容について新たに検討，再評価が加えられ，エビデンスレベルの高い，まったく新しいガイドラインに仕上がっているものと考える．

　本ガイドラインは第1部「日本の歯周組織再生療法」，第2部「歯周組織再生療法の評価項目」，第3部「歯周病患者における再生療法のガイドライン」，および第4部「クリニカル・クエスチョン」の4部構成となっている．ガイドラインでは，とかくCQのみに目が向きがちであるが，歯周組織再生療法を行ううえで第1部および第2部の内容を十分に理解しておくことは重要であることから，是非，全体にお目通し頂ければと思う．本ガイドラインが我が国における歯周治療の向上に，そして日常臨床に少しでも貢献することを期待する．

　最後にガイドライン作成にあたりGRADEに関する基礎知識から応用についてまで的確な指導を頂いた内藤　徹先生，梅﨑陽二朗先生，ならびにガイドライン作成までの進行，集計，取り纏めを頂いた沼部幸博先生，倉治竜太郎先生に感謝するとともに，お忙しい中，多大なご協力を賜りました委員の先生方に心より感謝申し上げたい．

日本歯周病学会医療委員会

委員長　五味　一博

第1部 日本の歯周組織再生療法

　破壊された歯周組織を再生させる試みである歯周組織再生療法の基本原理は，1976 年の Melcher[1] の仮説からスタートしている．歯周外科治療後，歯根膜由来の細胞が歯根表面に到達・増殖した場合に歯周組織再生が生じるとする仮説に基づき，1982 年に Nyman ら[2] は，遮断膜（barrier membrane：GTR 膜）を用いて，ヒトにおいて初めて歯周組織再生を示す新付着（new attachment）を獲得することに成功した．それ以来，歯周組織再生誘導法（guided tissue regeneration method：GTR 法）をはじめとする歯周組織再生療法の基礎，臨床研究が進み，いくつかの歯周組織再生療法の材料，薬剤が臨床応用されるようになった．

　現在，日本において日常臨床で行われている歯周組織再生療法には，①骨移植術，②歯周組織再生誘導法（GTR 法），③エナメルマトリックスタンパク質（製品名エムドゲイン® ゲル）[3] を応用した手術法，④塩基性線維芽細胞増殖因子（basic fibroblast growth factor：FGF-2）製剤（製品名リグロス®）[4] を応用した手術法，⑤その他の生物学的生理活性物質を応用した手術法，があげられる．

　本ガイドラインではこれらに焦点をあてて，9 つのクリニカル・クエスチョン（CQ）を構成している．なお，本ガイドラインの文中に出てくる歯周組織再生療法の材料の中には海外では使用されているものの国内未承認の材料も含まれているが，これは CQ を理解するために記載しているもので，本学会がそれらの材料の使用を推奨するものではない．

　上記の 5 つの方法は，歯周炎による組織破壊部位に対して歯肉溝切開，全層弁（粘膜骨膜弁）による歯肉の剝離・翻転，骨欠損部の肉芽組織の搔爬，対象歯の歯根面のデブライドメントを行った後，歯周組織欠損部位に対して処置を行うものである．以下に本学会が定めている歯周組織再生療法の概要を記載する．

1．骨移植術

　歯槽骨欠損部への移植材の補塡により，歯槽骨再生とそれに伴う歯周組織の安定，歯の支持の増強による機能および審美性の回復を目的として行う．

　移植材には，自家骨，他家骨，異種骨，人工骨がある．機能面で優れているのは自家骨であるが，骨の採取部位の選択や外科的侵襲，骨の供給量にも限界がある．他家骨として米国において普及している脱灰凍結乾燥骨（demineralized freeze-dried bone allograft：DFDBA）は国内では未認可である．現在，異種骨としてウシ焼成骨，人工骨としてハイドロキシアパタイト（hydroxyapatite）やリン酸三カルシウム（tricalcium phosphate）などが代表的である．これらの移植材は，単独で使用されるほか，GTR 法，エムドゲイン® ゲル，リグロス® などを応用した手術の際に併用される場合もある．

　適応症は，さまざまな骨欠損形態や根分岐部の骨欠損であるが，移植材を保持する骨壁数が多いほど良好な骨再生が期待できる．

2. 歯周組織再生誘導法（GTR法）

　歯周組織の治癒過程での歯肉上皮や歯肉結合組織の歯根面への伸展，接触を防ぎ，歯周組織再生のための足場となるポテンシャルスペースを確保するため，遮断膜であるGTR膜を全層弁と歯根面のデブライドメントを行った歯根および歯槽骨欠損部との間に挿入し，そのスペースに歯根膜からの未分化間葉細胞の移動を誘導する．そしてその結果として歯根面への新生セメント質形成と歯根膜の再生，歯槽骨再生による新たな結合組織性付着（新付着）をはかる手術法である．

　適応症は，歯槽骨の2壁性，3壁性の垂直性骨欠損およびLindhe & Nymanの分類1〜2度程度の根分岐部病変である．

3. エナメルマトリックスタンパク質を応用した手術法

　SRPを行った歯根面に対し，酸やEDTAなどでスミヤー層を除去する根面処理の後，その部位に幼若ブタの歯胚より抽出・精製したエナメルマトリックスタンパク質を主成分とするエナメルマトリックスデリバティブ（EMD）（製品名エムドゲイン® ゲル）[3]を適用（塗布）することで，セメント質の形成をはじめとして，歯根膜や歯槽骨の再生を促進する手術法である．

　適応症は，歯周基本治療終了後の歯周ポケットの深さが6mm以上，エックス線画像上で深さ4mm以上，幅2mm以上の垂直性欠損である．骨壁数では2壁性または3壁性の垂直性骨欠損であるが，1壁性骨欠損に応用する場合もある．根分岐部病変は，現在，国内では適応症には含まれていない．

4. 塩基性線維芽細胞増殖因子（FGF-2）製剤を応用した手術法

　SRP後，骨欠損部に，FGF-2（bFGF）製剤（製品名リグロス®）[4]を適用（塗布）することで歯周組織再生を促進する手術法である．根面処理は必須ではない．

　FGF-2は，創傷治癒を促進させるサイトカインで，創傷治癒にかかわる細胞の増殖・遊走を促進するともに血管新生を誘導し，歯周組織再構築のための局所環境を整えることで歯周組織再生が促進される．

　2016年に日本発・世界初の歯周組織再生剤として製造販売承認が与えられ，国内で販売され保険適応されている．

　適応症は，歯周基本治療終了後の歯周ポケットの深さが4mm以上，骨欠損の深さが3mm以上の垂直性骨欠損である．禁忌症は，細胞増殖促進作用を有するため口腔内に悪性腫瘍のある患者またはその既往のある患者である．

5. その他の生物学的生理活性物質を応用した手術法

　歯周組織再生の目的で，自己の血液から血小板に富む成分を分離し，血小板由来増殖因子（platelet-derived growth factor：PDGF）をはじめとした生理活性物質を適用する，多血小板血漿（platelet rich plasma therapy：PRP）や自家血小板含有フィブリンゲル（concentrated growth factors：CGF）などを用いた治療も臨床応用されている．2014年12月25日に再

生医療等の安全性の確保等に関する法律が施行，後に 2017 年 11 月 30 日付けで同法律施行規則の一部が改正されたが，これらの治療は第三種再生医療等に分類され，認定再生医療等委員会での審議を経て，厚生労働省への提供計画の提出後に実施することが義務付けられている．厚生労働省のホームページから再生医療等提供機関の名称や再生医療等の名称を確認できる．

参考文献

1．Melcher AH：On the repair potential of periodontal tissues. J Periodontol, 47：256-260, 1976.
2．Nyman S, Lindhe J, Karring T, Rylander H：New attachment following surgical treatment of human periodontal disease. J Clin Periodontol, 9：290-296, 1982.
3．エムドゲイン® ゲル 添付文書
4．歯周組織再生剤リグロス® 歯科用液キット 600μg，リグロス® 歯科用液キット 1200μg 添付文書

第2部 歯周組織再生療法の評価項目

　歯周炎の進行に伴う歯周組織の破壊状態は，臨床的には主にプロービング深さの増加，アタッチメントロス，プロービング時の出血，歯の動揺度，エックス線画像上の骨量減少と形態変化から評価する．それに対して行う歯周組織再生療法後の評価は，上記の評価項目を通して，再生したセメント質，歯根膜，歯槽骨による新たな結合組織性付着（新付着）が形成され，歯周組織が再構築され，機能が回復しているかどうかを評価する．

　また歯周組織再生療法後の評価は，実施した治療の成否を歯科医師が判断するための基準であり，それらのデータは，患者に対して治療経過を説明し，歯周治療に対するモチベーションを維持させるための重要な資料ともなる．

　前版のガイドライン[1]でも述べられているように，日本では日常診療での歯周組織再生療法の効果の評価基準は定められていないが，2011年に厚生労働省より発出された「歯周組織治療用細胞シートに関する評価指標」[2]において，歯周疾患（歯周炎）などの治療に用いる歯周組織治療用細胞シートの歯周組織再生療法適用への有効性に関する評価指標が示され，これは1996年に発行されたアメリカ歯周病学会の「Consensus Report. Periodontal Regeneration Around Natural Teeth」[3]に記載されている歯周組織再生療法の臨床的評価に関する推奨事項を参考にしていることが述べられている．

　以上のことから，本邦において歯周組織再生療法による歯周組織の再生を日常診療で評価する場合には，厚生労働省発出の「歯周組織治療用細胞シートに関する評価指標」およびアメリカ歯周病学会のConsensus Reportの評価基準が参考となる．

　本ガイドラインのCQで解析している海外の論文も，前述のアメリカ歯周病学会のConsensus Reportの評価基準に基づいて臨床成績を評価しているものが多いが，そこから派生した独自の評価基準を設定している論文もある．

　以下に，本ガイドラインで使用されている評価方法，評価基準を理解するうえで必要な項目を記載する．

1. 観察・測定の視点

　歯周組織再生療法の目標は歯周組織の付着器官の再生であるので，臨床的にはどの程度アタッチメントゲイン（付着の獲得）によるアタッチメントレベル（attachment level：AL）またはプロービング深さ（probing depth：PD）の改善が得られたか，そして骨欠損がどの程度新生骨で満たされて歯槽骨レベルが変化したかをエックス線画像もしくはリエントリー手術（患者の同意のもと手術部位を再度外科的に切開・剥離して過去の施術部の状態を確認すること）で評価する．

　また，根分岐部病変の場合は，根分岐部の歯周組織の改善状態を水平的プロービングやエックス線画像による歯槽骨レベルの変化などで評価する．

　加えて歯周組織再生に伴う軟組織の変化を観察する視点から，歯肉退縮量（gingival recession：REC）や角化歯肉幅（keratinized gingival width）の変化を評価対象とする場合がある．

　主に比較対象群として行われるフラップ手術などの歯周外科治療の組織付着療法でも，長

い上皮性付着によりアタッチメントゲインが得られることから，主要な評価項目（primary outcome）を歯槽骨レベルの改善に設定し，対照群と比較する場合が多い．

2．規格化撮影された歯科用エックス線画像

　歯槽骨レベルの計測にはエックス線画像上で，歯槽骨頂部のレベルや骨内欠損（intra-bony defect）の深さの計測を行う．歯槽骨レベルの改善は，セメント–エナメル境（cement-enamel junction：CEJ）または作成したステントの基準点から，歯槽骨頂部（alveolar bone crest）もしくは歯槽骨欠損底部までの距離を基準として，治療前に対して治療後に新生（添加）した骨レベルの実測値を計測する．あるいは治療前の骨欠損に対して歯槽骨の新生により骨欠損が何％改善したか（骨欠損の改善率または骨充填率）などを，骨欠損の深さや面積の変化として数値で評価する．それに加えて骨内欠損の角度の変化を計測している研究もある．

3．規格化したプロービング深さとアタッチメントレベルの測定

　プロービング深さ（PD）やアタッチメントレベル（AL）の測定は，プロービングに際してステントなどを用い，測定部位やプローブの角度などを規格化するとともに，プロービング圧や使用するプローブの尖端の内径を統一する．また，複数の測定者の場合は特に，測定者間のキャリブレーション〔正確性，安定性などの調整（すり合わせ）〕を事前に実施する．

4．その他の歯周組織検査

　プロービング時の出血（bleeding on probing：BOP）の測定は，炎症の改善を評価するうえで，また動揺度の測定は歯の機能的な変化を評価するうえで重要である．
　根分岐部病変の検査は，Lindhe & Nyman の分類（1〜3 度），Glickman の分類（1〜4 級）などを用い，エックス線画像を併用して根分岐部の組織破壊および根分岐部の閉鎖などの改善状況を把握する．

5．観察期間

　設定時期は臨床研究の方法により異なるが，歯周組織再生療法後は，歯肉上皮および歯肉結合組織の治癒が得られプロービングが可能な時期で，さらに硬組織である歯槽骨レベルや形態の変化がエックス線画像上で確認できるなど，治療方法の有用性がみられる時期を適切に設定する．たとえば，治療前（ベースライン）と治療後 3，6，12，24 か月などの時点で観察する．

参考文献
1．日本歯周病学会編：歯周病患者における再生治療のガイドライン 2012. 医歯薬出版，東京，2013.
2．厚生労働省：次世代医療機器評価指標の公表について，別添 1 歯周組織治療用細胞シートに関する評価指標．薬食発 1207. 第 1 号．平成 23 年 12 月 7 日.
3．Consensus Report. Periodontal Regeneration Around Natural Teeth. Ann Periodontol, 1：667-670, 1996.

第3部　歯周病患者における再生療法のガイドライン

1 本ガイドラインの基本理念と作成方法

1. 作成の目的

　　歯周病は日本において高い罹患率を有しており，特に歯槽骨の吸収を伴う歯周炎においては不可逆性の歯周組織破壊が生じ，歯の脱落の主要な原因となっている．通常の原因除去療法や歯周外科治療を行っても欠損部の再生は望めないが，一方で歯周組織再生療法によって歯槽骨やセメント質の新生を伴う付加的臨床効果を得られるため，歯周組織再生療法は歯周治療を行ううえでの重要な選択肢となっている．本ガイドライン（「診療ガイドライン」であるが，旧版に従って「ガイドライン」と表記した）の目的は，現段階における歯周組織再生療法に関する科学的エビデンスを客観的に解釈し，その治療効果のみならず，個々の患者の価値観や意向，日本における歯科医療の実情を踏まえることにより，臨床上適切な判断を行うための推奨を提供することである．

2. 作成の経緯

　　今回のガイドラインは改訂第2版となるが，2013年に公表された前版から約10年が経過し，本分野におけるエビデンスは増加し続けている．2016年には国内で開発された塩基性線維芽細胞増殖因子（FGF-2）を有効成分とするリグロス®が上市され，日本初となる保険適用可能な歯周組織再生療法として現在まで臨床応用が普及している．リグロス®の登場は歯周組織再生療法の選択肢を大きく広げたが，その適用には以前より用いられてきた組織再生誘導法（GTR法）やエナメルマトリックスデリバティブ（EMD）を含めた現状のエビデンスを把握し，安全な治療を行うための指針が必要と考えられる．また，診療ガイドライン作成マニュアル（公益財団法人日本医療機能評価機構）自体の改訂もこれまでに幾度も重ねられてきた現状があり，最新のマニュアル（Minds 2020 ver3.0）に基づく新たなガイドラインの作成が強く望まれる．

3. 本ガイドラインを利用する際の注意事項

　　①本ガイドラインは，臨床現場において歯周組織再生療法を行う際の歯科医師の意思決定を支援するために提供するものであり，提示された推奨に従うように強要・束縛するものではない．実際の判断は，個々の状況に応じて担当医の裁量のもとで行われるべきである．
　　②本ガイドラインの推奨は，それらに従って医療判断を行えば患者の疾患が必ず改善することを保証するものではない．また，本ガイドラインを医事紛争・医療裁判の資料として利用することはガイドラインの目的から逸脱し，推奨を参考に臨床現場で行った結果に対して，

本ガイドライン作成ワーキンググループは一切の責任を負うものではない.

③本ガイドラインに記載された内容は出版時点での科学的エビデンスに基づいており，将来的にはこの分野での研究・臨床報告が蓄積された適切な時期に再度改訂することを予定している.

4. 本ガイドラインの利用者

歯周治療に従事する歯科医師ならびに歯科医療従事者（歯周治療の専門家を含む）

5. 対象となる疾患

本ガイドラインでは，「歯周炎」を対象疾患とした．本疾患名は 2018 年 6 月に公表されたアメリカ歯周病学会（AAP）・ヨーロッパ歯周病連盟（EFP）より公表された歯周病の新国際分類に基づいて定義される．なお，本ガイドラインでは，新分類公表前に執筆された多くの論文をレビュー対象としており，疾患名を取り扱ううえでの混乱を避けるため，論文中の記載に従って旧分類（1999）における「慢性歯周炎」または「侵襲性歯周炎」をそのまま用いた（日本歯周病学会編「歯周治療のガイドライン 2022」を参照）．さらに，歯周組織再生療法の治療方針にかかわる歯周組織破壊の進行形態として，病変を「骨縁下欠損」と「根分岐部病変」に分類し，それぞれの病変に対する治療効果について可能なかぎり区別して記載した.

6. 対象となる歯周組織再生療法

本ガイドライン作成時点で厚生労働省より認可され，臨床応用可能な治療法・材料として，① GTR 法，② EMD，③ FGF-2，および④骨移植材を対象とした．また，GTR 膜については，吸収性膜のみが国内で薬事承認されているため，本ガイドラインのメタアナリシスでは非吸収性膜を用いた論文を除外して，吸収性膜に関する研究のみに絞った．同様に骨移植材についても，国内未承認の同種他家骨であるヒト脱灰凍結乾燥骨（DFDBA）と凍結乾燥骨（FDBA）を除外し，自家骨，人工骨および国内で使用可能な動物由来の異種骨を用いた論文を検索対象とした.

7. クリニカル・クエスチョン（CQ）の選定

ワーキンググループメンバーによる会議を重ね，「歯周病患者における再生治療のガイドライン 2012」で議論された CQ の全面的な見直しを行った．また，現在の日本における歯周治療体系ならびに歯周組織再生療法を取り巻く状況に即して，CQ を以下のように選定した.

CQ1 骨縁下欠損に対する GTR 法は，フラップ手術よりも推奨されますか？

CQ2 骨縁下欠損に対する EMD を用いた歯周組織再生療法は，フラップ手術よりも推奨されますか？

CQ3 骨縁下欠損に対する FGF-2 を用いた歯周組織再生療法は，フラップ手術よりも推奨されますか？

CQ4 根分岐部病変に対する歯周組織再生療法（GTR 法，EMD，FGF-2）は，フラップ手

術よりも推奨されますか？

CQ5 骨縁下欠損または根分岐部病変に対する EMD を用いた歯周組織再生療法は，GTR 法よりも推奨されますか？

CQ6 骨縁下欠損または根分岐部病変に対する FGF-2 を用いた歯周組織再生療法は，EMD を用いる場合よりも推奨されますか？

CQ7 骨縁下欠損または根分岐部病変に対して，GTR 法に骨移植材を併用することは，併用しない場合よりも推奨されますか？

CQ8 骨縁下欠損または根分岐部病変に対して，EMD を用いた歯周組織再生療法に骨移植材を併用することは，併用しない場合よりも推奨されますか？

CQ9 骨縁下欠損または根分岐部病変に対する歯周組織再生療法は，非喫煙者と比べて喫煙者に推奨されますか？

8. アウトカムの選定

ワーキンググループメンバーによる会議において選定された以下のアウトカムのうち，各 CQ に対して適切と考えられるものが，それぞれ「重大なアウトカム」または「重大ではないが重要なアウトカム」に含まれた：「プロービング深さの減少量（mm）」「臨床的アタッチメントゲイン（mm）」「骨欠損の改善率（％）」「骨欠損深さの減少量（mm）」「骨増加量（mm）」「根分岐部の完全閉鎖」「根分岐部の部分閉鎖」「根分岐部の水平的深さの減少量（mm）」「歯肉退縮量（mm）」「術後の有害事象」など．

9. 論文の検索

CQ ごとに調査したい論文の基準を（P）Patients，（I）Interventions，（C）Comparisons，（O）Outcomes の 4 項目，すなわち PICO として設定し，PubMed を用いて文献検索を行った．対象は原則として歯周組織再生療法に関するランダム化比較試験およびシステマティックレビューとし，CQ ごとに基準を満たす文献を抽出した．ただし，CQ に対する回答を得るために十分な論文が入手できない場合には，非ランダム化比較試験，観察研究，基礎研究まで検索の幅を広げた．また，必要と考えられたときには，歯周病学に関連する科学ジャーナルをハンドサーチで調査した．

10. エビデンスの統合と確実性評価

各 CQ における研究結果をアウトカムごとに横断的に統合した．データのメタアナリシスには Cochrane Review Manager（RevMan5）を用い，それぞれのアウトカムで 2 件以上の異なる研究から有効なデータが得られた場合に実施して，最終的にフォレストプロットを作成した．その後，各 CQ のそれぞれのアウトカムにおいて，Minds 診療ガイドラインが提唱する方法に従って，エビデンスの確実性を評価した．エビデンスの確実性の評価については，グレードを下げる 5 要因（バイアスのリスク・非直接性・非一貫性，不精確性・その他の検討）を評価して，「強」「中」「弱」「非常に弱い」の 4 段階にグレーディングした．この結果の要約を，アウトカムごとにエビデンスプロファイルにまとめ，フォレストプロットとともに，次項のワーキンググループ会議に提出した．

11．ワーキンググループ会議における推奨の決定

　　ワーキンググループ会議は，本ガイドライン作成にかかわったワーキンググループ委員によって行われた．各CQにおいて，「アウトカム全般に関するエビデンスの確実性」を1つに決定した．その際に，GRADEシステムの「重大なアウトカム」に着目し，それらがいずれも患者にとって望ましい効果を示している場合，複数の重大なアウトカムの中で最もエビデンスの確実性が低いものを，原則としてアウトカム全般のエビデンスの確実性とした．

　　そして，CQに対する推奨の強さおよび方向の決定にあたっては，「エビデンスの確実性」に加え，「望ましい効果と望ましくない効果のバランス」「直接的コスト」「患者の価値観や意向」の3つの要因を評価し，さらに日本の医療状況や臨床実態などさまざまな視点から総合的に検討した．もし，推奨の決定に関する意見が異なったときはワーキンググループ内で再度討論を行い，それでも合意に至らない場合には，最終的に全体の70％以上に達した状態になるまで繰り返しの投票によって推奨の方向性と強さを決定した（Delphi法）．

12．ワーキンググループ委員および利益相反の申告

　　p.4の執筆者一覧において一括して記載した．また，全メンバーが特定非営利活動法人日本歯周病学会会員であり，本ガイドライン作成にかかる費用は同学会予算より支出された．

13．外部評価

　　本ガイドラインは，公開に先立って草案全体についての外部評価を受けた．外部評価者は診療ガイドライン作成専門家である歯科医師とし，AGREE Ⅱを用いた評価を実施した．評価は「対象と目的」「利害関係者の参加」「作成の厳密さ」「提示の明確さ」「適用可能性」「編集の独立性」の6領域と「全体評価」について行った．最終稿の完成前に，外部評価者の意見に従って修正可能な点は本ガイドラインに反映させた．

　　外部評価者1　湯浅　秀道（独立行政法人 国立病院機構 豊橋医療センター 歯科口腔外科）
　　外部評価者2　南郷　里奈（東京医科歯科大学 大学院医歯学総合研究科，環境社会医歯学系専攻国際健康開発学講座 健康推進歯学分野）

14．改訂の計画

　　本ガイドラインは初版から約10年ぶりに作成された改訂第2版となるが，今後も新たなエビデンスや医療状況を把握し，ガイドラインの更新が必要と判断された適切な時期（5年後を目安）に随時，改訂を行う予定である．また，部分的な追加・修正が必要と判断された場合には，学会理事会の議を経て，学会ホームページに掲載する．

2 GRADE アプローチを用いた本ガイドライン作成の流れ

システマティックレビュー作成

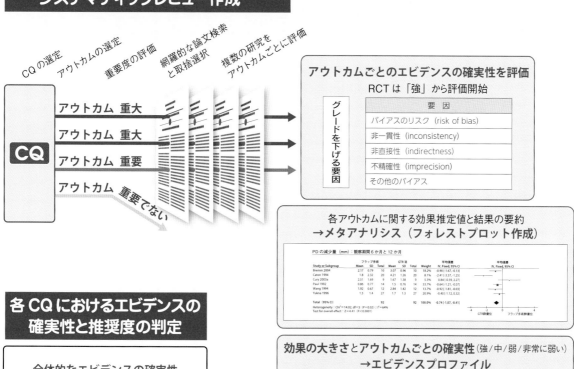

各 CQ におけるエビデンスの確実性と推奨度の判定

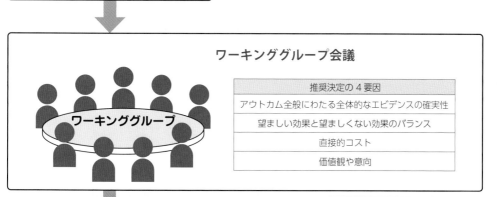

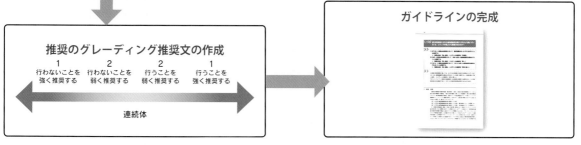

（GRADE Handbook を参考に作成）

3 本ガイドラインの使い方

 4 根分岐部病変に対する歯周組織再生療法（GTR 法, EMD, FGF-2）は，フラップ手術よりも推奨されますか？

推 奨

① GTR 法：2 度根分岐部病変に対して，吸収性膜を用いた GTR 法を行うことを推奨する
= （推奨の強さ

② EMD：2 度根分
ことを推奨す
= （推奨の強さ

③ FGF-2：2 度
行わないことを
= （推奨の強さ

> **推 奨** には，各 CQ に対する推奨の方向と強さが記載されています．推奨の段階は切れ目のある断続的表現ではなく，連続体であることに注意しましょう．
>
> | 1 | 2 | 2 | 1 |
> |---|---|---|---|
> | 行わないことを強く推奨する | 行わないことを弱く推奨する | 行うことを弱く推奨する | 行うことを強く推奨する |
>
> 連続体

注 意

3 度根分岐部病変に関しては，本 CQ を肯定的に支持する有効なエビデンスがないため，歯周組織再生療法を行わないことを強く推奨する＝（推奨の強さ「強い推奨」，エビデ
FGF-2 について，
奨決定の主な理由

> **注 意** には，推奨文だけでは説明が不十分と考えられた場合において，その CQ を理解するうえで重要な項目を補足として記載しています．

1. 背景・目的

歯周炎が複根歯の
顎大臼歯の隣接面と
に生じる．根分岐部

> **1. 背景・目的** には，なぜこの CQ に関して推奨をつけることを検討したのかについて書かれています．

2. 文献の抽出

選択される論文は，以下の PICO を満たすものとした．
(P) Patients：根分岐部病変（Lindhe&Nyman の分類 1，2，3 度）の診断を受けた患者
(I) Interventions：GTR 法，EMD または FGF-2 の単独での適用
(C) Comparisons：フラップ手術
(O) Outcomes：根分
（PD）の減少量
歯周組織再生療法

> **2. 文献の抽出** では，システマティックレビューを構造的に行うための論文の検索手順や絞り込みの条件について書かれています．評価する論文にできるだけ漏れがないように，さまざまな学術用語を組み合わせて多角的に文献検索します．

Seq		
#1	"periodontal dis	
#2	"furcation" [All	
#3	"regenerative therapy" [All Fields] OR "regeneration" [All Fields]	393,054

3．エビデンスの要約

① 吸収性膜を用いた GTR 法

　7 つのグループによるランダム化比較試験 8 件[7-14] が検索され，すべての論文で 2 度根分
岐部病変（5 件：下〜　　　　　　　　　　　　　　　　　　　　　　　　　　　　　　　　　
のうち 5 件[7,8,11,13,14]
の経過を報告してい〜

> **3．エビデンスの要約**　には，重大なアウトカムに関するエビデンスを簡潔に記載してあります．詳細は **6．エビデンスプロファイル**，**7．フォレストプロット** に記載があります．

4．推奨の解説

1) アウトカム全般〜

① 吸収性膜を用いた〜

2) 望ましい効果と〜

① 吸収性膜を用いた〜

3) 直接的コストは〜

① 吸収性膜を用いた〜

4) 患者の価値観や〜

① 吸収性膜を用いた〜

> **4．推奨の解説**　の 1）～4）では，「推奨決定の 4 要因」に関する検討事項を記載してあります．
>
> **推奨決定の 4 要因**
>
> | 要　因 | 説　明 |
> |---|---|
> | アウトカム全般にわたる全体的なエビデンスの確実性 | エビデンスの確実性が高いほど，推奨に確信が持てる． |
> | 望ましい効果と望ましくない効果のバランス | 利益が害を凌駕するならば強く推奨できる． |
> | 直接的コスト | 必要とするコストが低く，リソースが少ないほど強く推奨できる． |
> | 価値観や意向 | 価値観や意向のばらつきが少ないほど強く推奨できる． |

5) ワーキンググループ会議：推奨の方向と強さの判定

① 吸収性膜を用いた GTR 法

　すべてのワーキンググループ委員が「2 度根分岐部病変に対して，吸収性膜を用いた GTR
法を行うことを推奨〜
持した．

> **4．推奨の解説**　の 5）では，エビデンスと「推奨決定の 4 要因」から推奨を判定した経緯を記載してあります．

5．エビデンスとして採用した主要な論文の構造化抄録

① 吸収性膜を用いた GTR 法

1) Wang HL, O'Neal RB, Thomas CL, Shyr Y, MacNeil RL：Evaluation of an absorbable
collagen membrane in treating Class II furcation defects. J Periodontol, 65：1029-1036,
1994.

目　　　的：〜

研究デザイン：〜
研 究 施 設：〜

> **5．エビデンスとして採用した主要な論文の構造化抄録**　では，評価に組み入れられた研究のうち，CQ を理解するために，特に重要と考えられる論文数本の要旨を記載してあります．

6. エビデンスプロファイル

CQ4　根分岐部病変に[...]

術よりも推奨されますか[...]

① 吸収性膜を用いた GTR 法

研究数	研究デザイン	確実性の評価					患者数		効果		エビデンスの確実性	重要性
		バイアスのリスク	非直接性	非一貫性	不精確性	その他の検討	介入群	対照群	オッズ比(95%CI)	平均値差(95%CI)		
根分岐部の完全閉鎖：観察期間 6 か月と 12 か月												
3	ランダム化比較試験	深刻	深刻ではない	深刻ではない	深刻	深刻ではない	13/78(16.7%)	0/46(0%)	0.12[0.02, 0.70]	—	弱	重大
根分岐部の水平的深さの減少量（mm）：観察期間 6 か月と 12 か月												
7	ランダム化比較試験	深刻	深刻ではない	深刻ではない	深刻ではない	深刻ではない	103	103	—	−1.04[−1.35, −0.73]	強	重大
PD の減少量（mm）：観察期間 6 か月と 12 か月												

本ガイドラインは，原則としてランダム化比較試験のみを対象として，システマティックレビューとメタアナリシスを行っています．

GRADE ではランダム化比較試験からなる診療ガイドラインは「確実性が高である」というところからはじめ，「グレードダウンの 5 要因」の判定結果に応じてグレードを下げます．

グレードダウンの 5 要因

要　因	説　明
バイアスのリスク(risk of bias)	個々の研究の結果を歪めるバイアスが含まれる可能性が研究方法にどのくらい存在しうるか
非一貫性(inconsistency)	研究間の治療効果の推定値のばらつき
非直接性(indirectness)	集められた研究の PICO が推奨を作成する CQ の想定している PICO とどれだけ乖離しているか（外的妥当性）
不精確性(imprecision)	研究に含まれる患者数（サンプルサイズ）やイベント数が少ないためにランダム誤差が大きくなって効果推定値の確信性が損なわれる程度
その他の検討	出版バイアス（publication bias）：出版されていない研究結果が存在するために効果推定値が正しい値を示さないこと

メタアナリシスによる効果推定値の大きさ

各アウトカムの重要性

各アウトカムのエビデンスの確実性

7．フォレストプロット

① 吸収性膜を用いた GTR 法

根分岐部の完全閉鎖：観察期間 6 か月と 12 か月

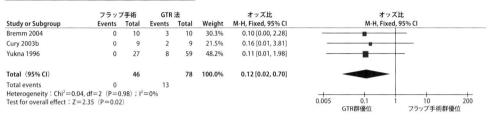

| Study or Subgroup | フラップ手術 | | GTR 法 | | Weight | オッズ比 | オッズ比 |
	Events	Total	Events	Total		M-H, Fixed, 95% CI	M-H, Fixed, 95% CI
Bremm 2004	0	10	3	10	30.3%	0.10 [0.00, 2.28]	
Cury 2003b	0	9	2	9	21.5%	0.16 [0.01, 3.81]	
Yukna 1996	0	27	8	59	48.2%	0.11 [0.01, 1.98]	
Total（95% CI）		46		78	100.0%	0.12 [0.02, 0.70]	
Total events	0		13				

Heterogeneity：Chi^2=0.04, df=2（P=0.98）; I^2=0%
Test for overall effect：Z=2.35（P=0.02）

(GTR群優位 ⟵ 0.005　0.1　1　10　200 ⟶ フラップ手術群優位)

根分岐部の水平的深さの減少量（mm）：観察期間 6 か月と 12 か月

| Study or Subgroup | フラップ手術 | | | GTR 法 | | | Weight | 平均値差 | 平均値差 |
	Mean	SD	Total	Mean	SD	Total		IV, Fixed, 95% CI	IV, Fixed, 95% CI
Balusubramanya 2012	1.37	1.12	11	1.54	1.04	11	12.1%	-0.17 [-1.07, 0.73]	
Bremm 2004	2.1	1.22	10	2.48	1.15	10	9.1%	-0.38 [-1.42, 0.66]	
Caton 1994	0	1.41	20	2.21	1.52	20	12.0%	-2.21 [-3.12, -1.30]	
Cury 2003b	0.88	0.57	9	2.19	0.66	9	30.4%	-1.31 [-1.88, -0.74]	
Paul 1992	0	0.96	14	0.86	0.86	14	21.7%	-0.86 [-1.54, -0.18]	
Wang 1994	1.08	2.11	12	2.04	1.49	12	4.6%	-0.96 [-2.42, 0.50]	
Yukna 1996	1.1	2	27	2	1.7	27	10.1%	-0.90 [-1.89, 0.09]	
Total（95% CI）			103			103	100.0%	-1.04 [-1.35, -0.73]	

Heterogeneity：Chi^2=12.71, df=6（P=0.05）; I^2=53%
Test for overall effect：Z=6.48（P＜0.00001）

(GTR群優位 ⟵ -2　-1　0　1　2 ⟶ フラップ手術群優位)

7．フォレストプロット は，複数の論文から抽出したデータをアウトカムごとにメタアナリシスによって統合した図です．菱形が統合結果であり，Y 軸に被らずに左右どちらかに位置していれば，菱形が表示されている治療群で優位な治療効果があることがわかります．その上には研究ごとのデータが示され，これを見ることで，研究間のばらつきや外れ値について確認することができます．また，フォレストプロット左側のテキスト下部には，効果推定値（本ガイドラインでは平均値差またはオッズ比）と異質性＝Heterogeneity がどうであったかについて示されています．

第**4**部 クリニカル・クエスチョン

CQ1 骨縁下欠損に対する GTR 法は，フラップ手術よりも推奨されますか？

推奨▶

> 骨縁下欠損に対して，吸収性膜を用いた GTR 法を行うことを推奨する
> ＝（推奨の強さ「強い推奨」，エビデンスの確実性「中程度」）

---

1. 背景・目的

　骨縁下欠損とは，歯槽骨の残存壁数により 1～4 壁性骨欠損に分類される垂直性骨欠損のことを指す[1]．GTR 法は，遮断膜を用いて，歯周組織の治癒過程中に歯肉上皮や歯肉結合組織細胞の歯根面への接触，増殖を遮断することにより歯周組織の再生，すなわち歯根面に結合組織性付着（新付着）を図る手術法であり，2 壁もしくは 3 壁性骨欠損が適応症となる．

　従来の歯周外科治療では歯肉上皮の down growth が生じてしまい，正常歯周組織と同様の形態であるセメント質に歯根膜線維が埋め込まれた結合組織性の付着を得ることができなかった．その理由は，歯肉上皮の増殖が歯根膜や歯槽骨の増殖よりも著明に速いことにある．1970 年代後半～1980 年代前半にかけて歯周組織再生に関する研究が行われ，結合組織性の付着を得るためには，歯根膜由来の細胞が必要である仮説が報告された[2]．1982 年に，スウェーデンの Nyman らは，歯周外科治療の際にメチルセルロース膜を挿入することで，破壊されたセメント質を新生させ，結合組織性の付着を回復できることを初めて報告した[3]．Nyman らの報告で使用されていたメチルセルロース膜は強度的に問題があったため，丈夫で再生のスペースを維持しやすい素材の研究・開発が進められた．1986 年から，フッ素樹脂の中でも特に生体親和性および化学的安定性の高いポリテトラフルオロエチレンに特殊延伸加工を施し微細な連続多孔質構造をもった e-PTFE（expanded polytetrafluoroethylene）製の GORE-TEX® Periodontal Material（GTPM, W. L. Gore and Associates）や，e-PTFE にチタン薄膜を埋入した GTPM-Titanium Reinforced（GTPM-TR, W. L. Gore and Associates）が臨床応用されるようになった．これらはゴアテックス®GTR メンブレン（W. L. Gore and Associates），ゴアテックス®TR メンブレン（W. L. Gore and Associates）として，1992 年に日本国内でも厚生労働省に認可され，長期間 GTR 法に使用されてきたが，非吸収性の GTPM や GTPM-TR を使用した GTR 法は，術後一定期間が経過した後に，膜を除去するための二次手術を施行する必要があった．ゴアテックス社の非吸収性膜は 2012 年に発売中止となり現在は入手できないが，GBR 法適用の非吸収性膜は一部の製品が薬事承認されており，現在においても GBR 法では使用可能である．

　一方，1990 年代に入ると，膜の除去手術が必要ない吸収性材料が GTR 膜として使用され

るようになった．吸収性膜としては，乳酸-グリコール酸共重合体（poly lactic-co-glycolic acid：PLGA）や，コラーゲンが GTR 法に使用されてきた．我が国では，コラーゲン膜は 1995 年にウシアテロコラーゲン由来のコーケンティッシュガイド®，1999 年にウシ I 型コラーゲン由来の BioMEND®，2013 年にブタコラーゲン由来の Bio-Gide® が国内承認され，吸収性 GTR 膜として使用されている．一方で，合成高分子膜としては，1996 年に PLGA 由来のジーシーメンブレン® が発売，国内承認された．また，GTR 法は 2008 年 4 月に保険適用となったが，吸収性 GTR 膜のみが医療機器として保険収載されているため，保険適用となるのは吸収性膜を用いた GTR 法である．以上の経緯から，現在，我が国では吸収性膜を使用した GTR 法のみが施行されている．このように，GTR 膜の流通に関する国内の状況から，このガイドラインでは非吸収性膜を用いた論文を除外して，吸収性膜に関する研究のみに絞った．

　CQ1 では，骨縁下欠損に対する吸収性膜を用いた GTR 法が，フラップ手術よりも優れた治療成績を得られるかどうかを評価することを目的とする．

2. 文献の抽出

　選択される論文は，以下の PICO を満たすものとした．
（P）Patients：慢性歯周炎と診断され，骨縁下欠損（1〜3 壁性骨欠損）を有する患者（成人と高齢者を対象とし，小児を除く）
（I）Interventions：吸収性膜を使用した GTR 法
（C）Comparisons：フラップ手術
（O）Outcomes：プロービングデプス（PD）の減少量，臨床的アタッチメントゲイン，歯肉退縮量

　術後 9 か月以上経過して再評価検査を施行しているランダム化比較試験のみを対象とした．電子検索データベースとして PubMed を検索し，英語論文のみがレビューの対象となった（最終検索日 2022 年 5 月 16 日）．吸収性膜を使用した GTR 法についての論文を抽出するため，#1 AND #2 AND #3 AND #4 AND #5 AND #6 で検索後，臨床比較研究のみに絞るため，"Clinical Trial" または "Randomized Clinical Trial" でフィルターをかけた．最終的にこれらの文献ストラテジーから得られたリストより，アブストラクトに基づいて本 CQ に関連する論文を選択した．

Seq	Terms and strategy	hits
#1	"periodontal disease" [MeSH Terms]	104,480
#2	"intrabony defect" [All Fields] OR "infrabony defect" [All Fields] OR "intraosseous defect" [All Fields] OR "periodontal osseous defect" [All Fields] OR "angular bone defect" [All Fields]	1,005
#3	"regenerative therapy" [All Fields] OR "regenerative surgery" [All Fields] OR "regenerative treatment" [All Fields] OR "regeneration" [All Fields]	212,170
#4	"guided tissue regeneration" [All Fields] OR "GTR" [All Fields]	8,733
#5	"absorbable" [All Fields] OR "collagen" [All Fields] OR "lactic acid" [All Fields] OR "polymers" [All Fields] OR "barrier" [All Fields] OR "membrane" [All Fields]	1,921,732
#6	"humans" [All Fields]	20,602,941
#7	#1 AND #2 AND #3 AND #4 AND #5 AND #6	90
#8	#1 AND #2 AND #3 AND #4 AND #5 AND #6 Filters：Clinical Trial	48
#9	#1 AND #2 AND #3 AND #4 AND #5 AND #6 Filters：Randomized Clinical Trial	36

3. エビデンスの要約

　GTR法とフラップ手術を比較したランダム化比較試験36件が検索され，このうちGTR法の単独での適応とフラップ手術を比較したランダム化比較試験6件[4-9]を抽出し，メタアナリシスを行った．このうち5件[4-8]は歯周外科治療後12か月での再評価検査結果を，1件[9]は9か月での再評価検査結果を報告していた．メタアナリシスによるデータの統合を行うために，術後9か月目と12か月目における再評価検査の歯周組織パラメーターを抽出し，高い異質性や幅広い信頼区間による結果への影響を除外するため，2つの観察期間は分けて感度分析を行った．感度分析の結果，PDの減少量，臨床的アタッチメントゲインについては9か月と12か月のデータを統合した．歯肉退縮量については抽出した論文すべてが12か月でのデータであった．PDの減少量および臨床的アタッチメントゲインについては，6報の論文[4-9]のデータを利用可能であり，統合された結果は，フラップ手術よりもGTR法で，それぞれ0.71 mm（95%信頼区間［0.53, 0.89］），1.25 mm（95%信頼区間［1.03, 1.47］）有意に改善した．歯肉退縮量については5報の論文[4-8]のデータを利用可能であり，フラップ手術とGTR法で有意な変化量の差はなかった．

4. 推奨の解説

1) アウトカム全般に対するエビデンスの確実性はどうか？

　重大なアウトカムとして，PDの減少量および臨床的アタッチメントゲインは，報告論文数が6報[4-9]であった．PDの減少量は確実性の評価における非一貫性［とても深刻］を考慮して，エビデンスの確実性を「弱」とした．一方で，臨床的アタッチメントゲインは深刻とした項目がないため，エビデンスの確実性を「強」とした．重要なアウトカムとして，歯肉退縮量は確実性の評価における不精確性［深刻］を考慮して，エビデンスの確実性を「中」とした．

2) 望ましい効果と望ましくない効果のバランスはどうか？

　抽出した論文のうち，Cortelliniらの研究1件[4]が有害事象について報告している．術後3〜5週目で，GTR法を施行した被験者群の53.6%に膜の露出を認めたが，露出部は自然に消失し，それ以外の有害事象の合併は認められなかった．術後浮腫は，術後1週目ではGTR法を施行した被験者群で有意に多かったが，2週目以降は急速に減少して有意差はなくなった．また，術後疼痛は，GTR法を施行した被験者群の30.4%，アクセスフラップ手術を施行した対照者群の28.6%に生じたが，両群間に有意差はなかった．上記の結果から考察すると，一定の頻度で多様な有害事象が生じることが予測される．しかし，適切な処置によりコントロール可能であり，望ましくない効果に比較して，十分に望ましい効果が上回っていると判断した．

3) 直接的コストはどうか？

　使用するGTR膜の種類によっては保険適用となる．本ガイドラインにて扱う吸収性膜を適用したGTR法について，2022年現在の診療報酬点数は1歯840点である．材料費を加味すると，実質的な患者負担金額は約5,000〜1万5,000円となる．一方，保険適用外のGTR膜を適用したGTR法では，治療費は数万円となる．

4）患者の価値観や意向はどうか？

　吸収性膜を使用したGTR法は1回の手術ですむため，他の手術と比較して身体的・精神的な侵襲については影響は少ない．しかし，煩雑な手技を伴うため，術者のテクニックに依存することが課題である．また，コラーゲン膜は生物製剤であり，患者の倫理的・宗教的な背景により，使用に制限が生じることがある可能性を考慮する必要がある．

5）ワーキンググループ会議：推奨の方向と強さの判定

　すべてのワーキンググループ委員が「骨縁下欠損に対して，吸収性膜を用いたGTR法を行うことを推奨する＝（推奨の強さ「強い推奨」，エビデンスの確実性「中程度」）」を支持した．

5．エビデンスとして採用した主要な論文の構造化抄録

1）Cortellini P, Tonetti MS, Lang NP, Suvan JE, Zucchelli G, Vangsted T, Silvestri M, Rossi R, McClain P, Fonzar A, Dubravec D, Adriaens P：The simplified papilla preservation flap in the regenerative treatment of deep intrabony defects：clinical outcomes and postoperative morbidity. J Periodontol, 72：1702-1712, 2001.

目　　　的：深い骨縁下欠損の治療における，simplified papilla preservation flap（SPPF）単独によるアクセスフラップ手術と，SPPF時に吸収性膜を適用したGTR法との有効性の比較，術後の罹患率と外科的合併症の評価，ベースライン時の歯の動揺度が臨床転帰に与える影響を評価する．

研究デザイン：ランダム化比較試験，単純盲検

研 究 施 設：8 periodontal practices constituting a practice-based research network；centers were located in Belgium, Holland, Italy, and the United States

対　　　象：前歯または小臼歯部に4mm≧の深い骨縁下欠損を有する患者113名．年齢は20歳以上，全身的には健康な非喫煙者であった．また，2〜3mmの角化歯肉幅が存在する部位を対象とした．

介　　　入：【GTR群】：56名に吸収性膜によるGTR法を施行した．膜は吸収性糸で隣接する歯に固定した．歯肉弁は非吸収性糸で縫合した．術後1週間，200mg/日のドキシサイクリンの全身投与を行った．術後11週間，1日3回，0.12％クロルヘキシジンによる含嗽を行い，ブラッシングは行わず，専門的な口腔清掃を施行した．
　　　　　　　【対照群】：57名にSPPFによるアクセスフラップ手術を施行した．膜を設置していないこと以外，GTR群と同様の処置を施行した．

評 価 項 目：ベースライン時（手術直前），術後12か月目に臨床パラメーター〔PD，臨床的アタッチメントレベル（CAL），歯の動揺度〕を評価した．外科処置および術後期間に関する患者の自覚症状は，質問票にて評価した．

結　　　果：術後の追跡期間中，GTR群1名，対照群3名が脱落した．GTR群は対照群に比較して，術後12か月でPD，CALが有意に改善した．ベースライン時のPDおよび歯の動揺度は有意な共変量であった．GTR群の30.4％，対照群の28.6％が中程度の痛みを感じたと報告したが，両群間に有意差は

なかった．術後合併症の中で，浮腫が1週目に最も多く，GTR 群で多かっ
た．

結　　　　論：深い骨縁下欠損の治療において，SPPF と GTR 法の併用療法は，SPPF 単
独のアクセスフラップ手術に比較して臨床パラメーターの改善が期待で
きる．また，ベースライン時の歯の動揺が，臨床結果に影響を及ぼす可能
性のあることが示唆された．

2) Stavropoulos A, Karring ES, Kostopoulos L, Karring T：Deproteinized bovine bone and
gentamicin as an adjunct to GTR in the treatment of intrabony defects：a randomized
controlled clinical study. J Clin Periodontol, 30：486-495, 2003.

目　　　　的：GTR 法に併用した Bio-Oss® およびゲンタマイシン硫酸塩が，GTR 法単
独と比較して，1 または 2 壁性骨欠損を改善するか評価する．

研究デザイン：ランダム化比較試験，盲検化の有無は記載なし

研 究 施 設：Department of Periodontology and Oral Gerodontology, Royal Dental
College, University of Aarhus, Denmark

対　　　　象：4 mm 以上の骨縁下欠損を 1 か所有する患者 60 名（女性 33 名，男性 27
名，26～62 歳）

介　　　　入：【GTR 群】：15 名の患者に対して，吸収性膜による GTR 法を施行した．膜
は吸収性糸で歯に固定した．歯肉弁は 4-0 テフロン糸で縫合し，術後 2～
3 週目で抜糸した．術後 5 日間，アモキシシリンとメトロニダゾールの全
身投与を行い，術後 6 週間，1 日 2 回，0.2％クロルヘキシジンによる含嗽
を行い，その間，ブラッシングは行わなかった．
【DBB－群】：15 名の患者に対して，生理食塩水を含浸させた Bio-Oss® を
併用した吸収性膜による GTR 法を施行した．膜の設置前に生理食塩水を
10 分間含浸させた Bio-Oss® を欠損部に充填した．Bio-Oss® 充填を除き，
GTR 群と同様の処置を施行した．
【DBB＋群】：15 名の患者に対して，ゲンタマイシン硫酸塩を含浸させた
Bio-Oss® を併用した吸収性膜による GTR 法を施行した．膜の設置前に，
ゲンタマイシン硫酸塩 2 mg/mL を 10 分間含浸させた Bio-Oss® を欠損部
に充填した．Bio-Oss® 充填を除き，GTR 群と同様の処置を施行した．
【対照群】：15 名の患者に対して，膜の設置がないことと Bio-Oss® 充填が
ないことを除き，各群と同様の処置を施行した．

評 価 項 目：ベースライン時（手術直前），術後 12 か月目に臨床パラメーター（PD,
CAL）の記録と，標準化エックス線撮影を施行し，骨レベルを評価した．

結　　　　果：術後の追跡期間中，GTR 群 15 名のうち，1 名が脱落した．すべての群は，
ベースライン時に比較して，術後 12 か月で PD, CAL，骨レベルが有意
に改善した．術後 12 か月において，DBB＋群は対照群と比較して，PD
が有意に改善し，DBB＋群と GTR 群は，DBB－群と対照群と比較して，
骨レベルが有意に改善した．

結　　　　論：GTR 法はフラップ単独と比較して，骨レベルの改善を認めたが，GTR 法

単独と比較して，GTR と Bio-Oss® 充塡の併用は有意な改善を示さなかった．

3）Aimetti M, Romano F, Pigella E, Pranzini F, Debernardi C：Treatment of wide, shallow, and predominantly 1-wall intrabony defects with a bioabsorbable membrane：a randomized controlled clinical trial. J Periodontol, 76：1354-1361, 2005.

目　　　　　的：広く浅い骨縁下欠損治療に対する吸収性膜を適用した GTR 法の臨床的および放射線学的有効性を分析する．

研究デザイン：ランダム化比較試験，スプリットマウス，単純盲検

研 究 施 設：Department of Biomedical Sciences and Human Oncology, Section of Periodontology, University of Turin, Italy.

対　　　　　象：慢性歯周炎と診断され，骨欠損幅が広く（≧37°），浅い（≦4 mm），1壁性骨欠損を左右両側に1か所ずつ有する患者 18 名（女性 10 名，男性 8 名，30〜66 歳，平均：48.28±8.53 歳）．被験者は全身疾患がなく，非喫煙者で，歯周基本治療後3か月で施行した再評価検査において，全顎的プラークスコア（full mouth plaque score：FMPS）＜10％であった．また，幅2mm 以上，厚さ1mm 以上の角化歯肉を有する部位を対象とした．

介　　　　　入：【GTR 群】：すべての外科処置は1名の臨床歯科医が施行した．歯間乳頭部の幅が＞3mm の場合は，歯間乳頭保存術を適用した．
18 部位がランダムに割り付けられ，open flap debridement（OFD）時に吸収性膜（PGA/PLA）による GTR 法を施行した．膜の設置前に，歯根面を 24％ EDTA（pH7）で3分間処理し，生理食塩水で洗浄した．膜は吸収性糸で歯に固定し，歯肉弁は水平マットレス縫合とした．処置後7日間，歯周パックを設置し，14 日で抜糸した．術後3週間，機械的な口腔清掃を行わなかった．リコールは，術後1か月は毎週，その後 12 か月間は毎月施行した．
【対照群】：18 部位がランダムに割り付けられ，膜の設置がないことを除き，GTR 群と同様に OFD を施行した．

評 価 項 目：ベースライン時（手術直前），術後 12 か月目に臨床パラメーター（PD，CAL，歯肉辺縁の位置）の記録と，標準化エックス線撮影による線形測定でセメントエナメル境–垂直的骨欠損部（CEJ-BD）距離，セメントエナメル境–歯槽骨頂（CEJ-BL）距離を評価した．

結　　　　　果：GTR 群と対照群はともにベースライン時に比較して，術後 12 か月で PD，CAL，骨充塡の有意な改善が認められ，さらに GTR 群は対照群に比較して統計学的に有意な改善を認めた．また，GTR 群と対照群はともにベースライン時に比較して，術後 12 か月で歯肉辺縁の位置の改善が認められたが，GTR 群と対照群の両群間に有意差はなかった．

結　　　　　論：吸収性膜を適用した GTR 法は，骨縁下欠損の治療に効果的であると思われる．

6. エビデンスプロファイル

CQ1　骨縁下欠損に対するGTR法は，フラップ手術よりも推奨されますか？

研究数	研究デザイン	確実性の評価					患者数		効果		エビデンスの確実性	重要性
		バイアスのリスク	非直接性	非一貫性	不精確性	その他の検討	介入群	対照群	オッズ比 (95%CI)	平均値差 (95%CI)		
PD の減少量（mm）：観察期間9か月と12か月												
6	ランダム化比較試験	深刻ではない	深刻ではない	とても深刻	深刻ではない	深刻ではない	128	127	—	−0.71 [−0.89, −0.53]	弱	重大
臨床的アタッチメントゲイン（mm）：観察期間9か月と12か月												
6	ランダム化比較試験	深刻ではない	深刻ではない	深刻ではない	深刻ではない	深刻ではない	128	127	—	−1.25 [−1.47, −1.03]	強	重大
歯肉退縮量（mm）：観察期間12か月												
5	ランダム化比較試験	深刻ではない	深刻ではない	深刻ではない	深刻	深刻ではない	118	118	—	0.01 [−0.27, 0.29]	中	重要

CI：信頼区間

7. フォレストプロット

PD の減少量（mm）：観察期間9か月と12か月

Study or Subgroup	フラップ手術			GTR法			Weight	平均値差 IV, Fixed, 95% CI
	Mean	SD	Total	Mean	SD	Total		
Aimetti 2005	2.4	0.9	18	3.4	0.8	18	10.9%	-1.00 [-1.56, -0.44]
Cortellini 2001	3.6	2.1	54	4.4	2.4	55	4.7%	-0.80 [-1.65, 0.05]
Gamal 2016	2.6	0.3	9	2.6	0.3	10	46.1%	0.00 [-0.27, 0.27]
Paolantonio 2008	2.8	0.9	17	5.2	1.3	17	6.0%	-2.40 [-3.15, -1.65]
Paolantonio 2010	2.9	0.9	14	5.2	0.9	14	7.6%	-2.30 [-2.97, -1.63]
Stavropoulos 2003	2.9	0.6	15	3.9	0.4	14	24.7%	-1.00 [-1.37, -0.63]
Total（95% CI）			127			128	100.0%	-0.71 [-0.89, -0.53]

Heterogeneity: Chi²=71.26, df=5（P<0.00001）; I²=93%
Test for overall effect：Z=7.60（P<0.00001）

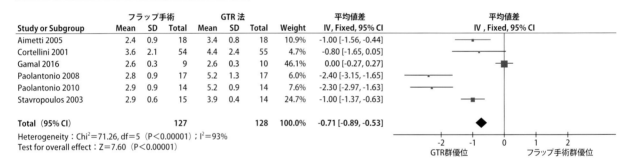

平均値差 IV, Fixed, 95% CI　GTR群優位　フラップ手術群優位

臨床的アタッチメントゲイン（mm）：観察期間9か月と12か月

Study or Subgroup	フラップ手術			GTR法			Weight	平均値差 IV, Fixed, 95% CI
	Mean	SD	Total	Mean	SD	Total		
Aimetti 2005	1.5	1	18	2.9	0.9	18	12.6%	-1.40 [-2.02, -0.78]
Cortellini 2001	2.6	1.8	54	3.5	2.1	55	9.0%	-0.90 [-1.63, -0.17]
Gamal 2016	2.6	0.3	9	3.5	0.5	10	36.1%	-0.90 [-1.27, -0.53]
Paolantonio 2008	1.5	0.8	17	3.1	1.1	17	11.6%	-1.60 [-2.25, -0.95]
Paolantonio 2010	1.6	0.5	14	3.2	0.7	14	23.9%	-1.60 [-2.05, -1.15]
Stavropoulos 2003	1.5	1.5	15	2.9	0.7	14	6.8%	-1.40 [-2.24, -0.56]
Total（95% CI）			127			128	100.0%	-1.25 [-1.47, -1.03]

Heterogeneity: Chi²=8.16, df=5（P=0.15）; I²=39%
Test for overall effect：Z=11.08（P<0.00001）

平均値差 IV, Fixed, 95% CI　GTR群優位　フラップ手術群優位

歯肉退縮量（mm）：観察期間 12 か月

Study or Subgroup	フラップ手術			GTR法			Weight	平均値差 IV, Fixed, 95% CI	平均値差 IV , Fixed, 95% CI
	Mean	SD	Total	Mean	SD	Total			
Aimetti 2005	0.9	0.6	18	0.6	0.9	18	31.5%	0.30 [-0.20, 0.80]	
Cortellini 2001	0.9	1.3	54	0.9	1	55	41.3%	0.00 [-0.44, 0.44]	
Paolantonio 2008	1.4	1.3	17	2.1	1.8	17	7.1%	-0.70 [-1.76, 0.36]	
Paolantonio 2010	1.4	1.1	14	2	1.4	14	9.0%	-0.60 [-1.53, 0.33]	
Stavropoulos 2003	1.3	1.1	15	1.1	1.2	14	11.1%	0.20 [-0.64, 1.04]	
Total（95% CI）			118			118	100.0%	0.01 [-0.27, 0.29]	

Heterogeneity：Chi^2=4.87, df=4（P=0.30）；I^2=18%
Test for overall effect：Z=0.09（P=0.93）

-2　-1　0　1　2
GTR群優位　　　フラップ手術群優位

8.　参考文献

1．Hall WB：Critical Decisions in Periodontology. 4th ed. PMPH USA, Ltd, New Haven, 2003.

2．Melcher AH：On the repair potential of periodontal tissues. J Periodontol, 47：256-260, 1976.

3．Nyman S, Lindhe J, Karring T, Rylander H：New attachment following surgical treatment of human periodontal disease. J Clin Periodontol, 9：290-296, 1982.

4．Cortellini P, Tonetti MS, Lang NP, Suvan JE, Zucchelli G, Vangsted T, Silvestri M, Rossi R, McClain P, Fonzar A, Dubravec D, Adriaens P：The simplified papilla preservation flap in the regenerative treatment of deep intrabony defects：clinical outcomes and postoperative morbidity. J Periodontol, 72：1702-1712, 2001.

5．Stavropoulos A, Karring ES, Kostopoulos L, Karring T：Deproteinized bovine bone and gentamicin as an adjunct to GTR in the treatment of intrabony defects：a randomized controlled clinical study. J Clin Periodontol, 30：486-495, 2003.

6．Aimetti M, Romano F, Pigella E, Pranzini F, Debernardi C：Treatment of wide, shallow, and predominantly 1-wall intrabony defects with a bioabsorbable membrane：a randomized controlled clinical trial. J Periodontol, 76：1354-1361, 2005.

7．Paolantonio M, Perinetti G, Dolci M, Perfetti G, Tetè S, Sammartino G, Femminella B, Graziani F：Surgical treatment of periodontal intrabony defects with calcium sulfate implant and barrier versus collagen barrier or open flap debridement alone：a 12-month randomized controlled clinical trial. J Periodontol, 79：1886-1893, 2008.

8．Paolantonio M, Femminella B, Coppolino E, Sammartino G, D'Arcangelo C, Perfetti G, Perinetti G：Autogenous periosteal barrier membranes and bone grafts in the treatment of periodontal intrabony defects of single-rooted teeth：a 12-month reentry randomized controlled clinical trial. J Periodontol, 81：1587-1595, 2010.

9．Gamal AY, Abdel-Ghaffar KA, Iacono VJ：Gingival crevicular fluid vascularendothelial cell growth factor and platelet-derived growth factor-BB release profile following the use of perforated barrier membranes during treatment of intrabony defects：a randomized clinical trial. J Periodontal Res, 51：407-416, 2016.

CQ 2 骨縁下欠損に対する EMD を用いた歯周組織再生療法は, フラップ手術よりも推奨されますか？

> **推 奨**
>
> 骨縁下欠損に対して, EMD を用いた歯周組織再生療法を行うことを推奨する
> =（推奨の強さ「強い推奨」, エビデンスの確実性「中程度」）

---

1. 背景・目的

　歯周外科治療の 1 つに歯周病により失われた歯周組織の回復を目的とした歯周組織再生療法がある. 骨移植術[1] と GTR 法[2] の歴史は長いが, 医療機器であるエナメルマトリックスデリバティブ（EMD）[3] も一般化してきている. EMD はエナメル基質からの抽出物で, 複数のタンパク質やタンパク質分解酵素を含む粗精製物であり, その約 90％をアメロジェニンが占めている[4]. アメロジェニンはエナメル質の形成だけでなく, セメント質の形成や歯が成長する過程での歯周組織付着の形成に関与する可能性が指摘されていることから, 歯周外科治療時に歯根面に応用することで歯周組織付着を再生する効果が期待されている[5].

　CQ2 では, EMD による歯周組織再生療法が, フラップ手術よりも大きな効果が得られるかどうかを系統的に評価することを目的とする.

---

2. 文献の抽出

　選択される論文は, 以下の PICO を満たすものとした.
（P）Patients：歯周外科治療を行った歯周炎患者
（I）Interventions：EMD の単独での適用
（C）Comparisons：フラップ手術
（O）Outcome：臨床的アタッチメントゲイン, 骨縁下欠損の深さの減少量, 骨欠損の改善率, 歯肉退縮量, プロービングデプス（PD）の減少量

　歯周組織再生療法から少なくとも 6 か月経過後に再評価を行っているランダム化比較試験のみを対象とした. 電子検索データベースとして PubMed を検索し, 英語論文のみがレビューの対象となった（最終検索日 2022 年 5 月 11 日）. #1 AND #2 AND #3 AND #4 AND #5 で検索後, 臨床比較研究のみに絞るため, "Clinical Trial" または "Randomized Clinical Trial" でフィルターをかけた. 最終的にこれらの文献ストラテジーから得られた論文リストより, タイトル, アブストラクト, および本文に基づいて本 CQ の選択基準を満たす論文を選択し, そのうちのランダム化比較試験 11 件が選択された.

　さらに, 歯周病学に関連する以下のジャーナルに対してハンドサーチを行った.：Journal of Clinical Periodontology, Journal of Periodontology, The International Journal of Periodontics and Restorative Dentistry, Journal of Periodontal Research. その結果, 後述する 2 報の論文も候補にあがったが以下の理由で除かれた. Rösing CK et al.：J Periodontol, 76：129-133, 2005. では論文内でサンプル数に一貫性がなく, サンプル数も少ないため除外され

た．Froum SJ et al.：J Periodontol, 72：25-34, 2001. では変化量の標準偏差が求められなかったため削除となり，結果として追加で適切な論文は得られなかった．

　また論文ごとに切開方法が異なるが，本 CQ は EMD の有効性を重要視しているため，コントロール群と対照群で同様と思われる切開線が用いられている場合には本 CQ に含めた．

Seq	Terms and strategy	hits
#1	"periodontal disease" [All Fields] OR "periodontitis" [All Fields] OR "periodontal pocket" [All Fields]	54,206
#2	"EMD" [All Fields] OR "emdogain" [All Fields] OR "enamel matrix derivative" [All Fields] OR "dental enamel proteins" [All Fields] OR "enamel protein" [All Fields] OR "enamel proteins" [All Fields] OR	9,375
#3	"infrabony defect" [All Fields] OR "intrabony defect" [All Fields] OR "vertical bone defect" [All Fields] OR "infra bony defect" [All Fields] OR "intra bony defect" [All Fields] OR "infrabony periodontal defects" [All Fields] OR "intrabony osseous defects" OR "infrabony periodontal defect"	380
#4	"regenerative therapy" [All Fields] or "regeneration" [All Fields]	211,263
#5	"humans" [MeSH Terms]	20,458,332
#6	#1 AND #2 AND #3 AND #4 AND #5	49
#7	#1 AND #2 AND #3 AND #4 AND #5 Filters：Clinical Trial	49
#8	#1 AND #2 AND #3 AND #4 AND #5 Filters：Randomized Controlled Trial	49

3．エビデンスの要約

　　　ランダム化比較試験 11 件[6-16] が検索された．このうち 5 件[6-10] は外科処置後 12 か月目までの経過を，残りの 6 件は外科処置後 6 か月目[11,12]，9 か月目[13]，24 か月目[14,15]，60 か月目[16] までの経過を報告していた．メタアナリシスによるデータの統合を行うために，6 か月目，12 か月目，24 か月目，60 か月目における再評価時の歯周組織パラメーターが抽出され，最初に両観察期間を合わせて解析が行われた．いずれのパラメーターも高い異質性が検出されなかったため，6 か月目，12 か月目，60 か月目の検査値を統合した．主要評価項目である臨床的アタッチメントゲイン，骨欠損深さの減少量，骨欠損の改善率，PD の減少量はフラップ手術と比較して EMD を用いた歯周組織再生療法ではそれぞれ 1.10 mm，1.23 mm，23.23%，0.70 mm 多くフラップ手術群より改善し，統計学的な有意差（$p < 0.05$ で統計学的有意と判定）を認めた．歯肉退縮量に関してはフラップ手術と EMD を用いた歯周組織再生療法では同等の変化量を認めた．今後はさらなるランダム化比較試験の研究報告の蓄積が待たれる．

4．推奨の解説

1）アウトカム全般に対するエビデンスの確実性はどうか？

　重大なアウトカムとして，臨床的アタッチメントゲイン，骨欠損深さの減少量および骨欠損の改善率が考えられた．臨床的アタッチメントゲインは報告論文数が 11 報[6-16] であり，［深刻］の項目が 1 つあるものの，対象患者数も比較的多いため，エビデンスの確実性を「強」とした．骨欠損深さの減少量[6,12,14,16] は対象患者数が中程度，［深刻］の項目が 2 つのみのため，エビデンスの確実性を「中」とした．骨欠損の改善率[6,13,16] は確実性の項目で［かなり深刻］または［深刻］な項目が多く，また論文数が 3 報と少ないため，文献[16] のデータを用いているが，一部結果に一貫性がないことからエビデンスの確実性を「弱」とした．その他

のアウトカムとして PD の減少量は EMD による歯周組織再生療法がフラップ手術と比較して有意な改善を示し，対象患者数も比較的多いため，エビデンスの確実性を「強」とした．歯肉退縮量は対象患者数も比較的多いが，非一貫性やその他の検討項目を考慮して，エビデンスの確実性を「中」に位置付けた．したがって，これらを統合したアウトカム全般に関するエビデンスの確実性は「中」であった．

注意：日本においてフラップ手術時に使用できる EMD の適応は，「歯周ポケットの深さが 6 mm 以上，エックス線画像上で深さ 4 mm 以上，幅 2 mm 以上の垂直性骨欠損（根分岐部を除く）を有する中等度または重度の歯周炎の歯周外科治療の際に，露出された歯根面上に補助的に局所適用する」となっている．

2）望ましい効果と望ましくない効果のバランスはどうか？

本 CQ で抽出した論文のうち[6-16]，EMD の使用による術後の有害事象について記述している論文はなく，臨床的アタッチメントゲイン，骨欠損深さの減少量，骨欠損の改善率，PD の減少量はフラップ手術と比較して有意に改善している．また，骨縁下欠損に GTR 法を用いた場合には全症例において膜の露出などの手術合併症が少なくとも 1 つは認められたのに対し，EMD を用いた歯周組織再生療法では全体のわずか 6％と報告されている[17]．そのため EMD は，望ましくない効果に比較して，十分に望ましい効果が上回っていると判断した．

3）直接的コストはどうか？

EMD の使用はすべて保険適用外であり，自由診療で行われている．材料費は最小容量のカートリッジ 1 本（0.15 mL）が約 1 万 5,000 円で，これに技術料が加算される．自由診療のため患者負担額は歯科医院によって異なるが，数万円である．

4）患者の価値観や意向はどうか？

EMD に関して，フラップ手術と直接比較したランダム化比較試験が少ないために，本 CQ では強い推奨となるもののエビデンスの確実性は中等度である．しかしながら，骨縁下欠損に対する EMD を用いた歯周組織再生療法は GTR 法と同等の良好な臨床成績が得られると報告されている[18,19]．前述したように EMD を用いた歯周組織再生療法は GTR 法よりも術後の合併症が少ない傾向にあり，術式においても，フラップ手術と同時に歯根面に EMD を塗布するのみであるため比較的簡便である．そのため，患者の身体的負担は少ないと考えられ，有効な治療法となり得る．しかしながら，EMD は幼若ブタ歯胚から生成したエナメルマトリックスタンパク質を主成分としているため，患者の宗教的・文化的背景に配慮して動物由来の材料を用いることへの説明と同意は不可欠である．

5）ワーキンググループ会議：推奨の方向と強さの判定

すべてのワーキンググループ委員が「骨縁下欠損に対して，EMD を用いた歯周組織再生療法を行うことを推奨する＝（推奨の強さ「強い推奨」，エビデンスの確実性「中程度」）」を支持した．

5．エビデンスとして採用した主要な論文の構造化抄録

1）Okuda K, Momose M, Miyazaki A, Murata M, Yokoyama S, Yonezawa Y, Wolff LF, Yoshie H：Enamel matrix derivative in the treatment of human intrabony osseous defects. J Periodontol, 71：1821-1828, 2000.

目　　　　　的：骨縁下欠損に対して，open flap debridement（OFD）に EMD を併用した場合としない場合の結果を 12 か月後に評価する．

研究デザイン：ランダム化比較試験，スプリットマウス，盲検化

研 究 施 設：Niigata university dental hospital（Japan）

対　　　　　象：患者 16 名（女性 8 名，男性 8 名，平均年齢 56 歳）．被験者は非喫煙者，全身性疾患，アレルギー歴や抗菌薬の使用が過去 6 か月間なし，歯周治療を過去 2 年間受けていない者が選定された．口腔内所見において同一歯列内に 1 または 2 対の歯間部に PD が 6 mm 以上，臨床的アタッチメントロスが 6 mm 以上，骨縁下欠損が 4 mm 以上，対象歯の頰側に少なくとも 2 mm の角化組織が存在することが選定条件として用いられた．

介　　　　　入：【試験群（n＝18）】：OFD＋EMD 塗布
6％オルトリン酸にて 15 秒間の歯根面処理後 EMD の塗布を行った．
【対照群（n＝18）】：OFD 単独
6％オルトリン酸にて 15 秒間の歯根面処理後，アルギン酸プロピレングリコール溶液の塗布を行った．
両群ともに術後はセファクロル 750 mg/日を 5 日間投与し，0.12％クロルヘキシジンジグルコン酸塩による含嗽を 1 日 3 回，6 週間継続するよう指示した．術後 1 週間で抜糸を行い，抜糸後には超軟質歯ブラシを用いた清掃の再開を指示した．術後 6 週までは週 1 回，術後 12 か月までは月 1 回の専門家による歯面清掃を行い，口腔衛生の向上と予防に努めた．

評 価 項 目：ベースライン時および外科処置後 12 か月目の臨床パラメーター〔プラークコントロールレコード（PCR），プラーク指数（PI），歯肉炎指数（GI），プロービング時の出血（BOP），PD，臨床的アタッチメントレベル（CAL），歯肉退縮量，相対的な垂直的アタッチメントゲイン（V-rAG），エックス線画像による骨密度〕が計測された．

結　　　　　果：ベースライン時と術後 12 か月において，対照群と比較して試験群では統計学的に有意な BOP と PD の減少を認めた（試験群：3.00±0.97 mm vs 対照群：2.22±0.81 mm）．また臨床的アタッチメントゲインも試験群が対照群と比較して統計学的に有意に大きかった（試験群：1.72±1.07 mm vs 対照群：0.83±0.86 mm）．V-rAC は試験群で 38.5±22.6％，対照群では 21.4±25.2％，エックス線画像による骨密度の増加は試験群（20.2±16.6％），対照群（－3.94±23.3％）であり，試験群のほうが対照群よりも統計学的に有意に大きかった．

結　　　　　論：OFD に EMD を併用した治療は OFD 単独と比較して，骨縁下欠損の臨床的改善に有意に良好であった．

2) Francetti L, Del Fabbro M, Basso M, Testori T, Weinstein R：Enamel matrix proteins in the treatment of intra-bony defects. A prospective 24-month clinical trial. J Clin Periodontol, 31：52-59, 2004.

目　　　　的：骨縁下欠損に対し simplified papilla preservation flap technique（SPPF）に EMD を併用した場合としない場合の両群で 12，24 か月後の結果を評価する．

研究デザイン：ランダム化比較試験，盲検化

研 究 施 設：The Department of Odontology of the University of Milan（Italy）

対　　　　象：患者 24 名（女性 13 名，男性 11 名，平均年齢 66 歳）．被験者は外科処置の前に PD が 6 mm 以上，骨縁下欠損が 4 mm 以上残存する者が選択された．

介　　　　入：【試験群（n＝12)】：SPPF＋EMD 塗布
24％ EDTA にて 2 分間の歯根面処理後，EMD の塗布が行われた．
【対照群（n＝12)】：SPPF 単独
両群ともに術後 15 日目に抜糸が行われた．術後にはアモキシシリン・クラブラン酸 1 g を 1 日 2 回，5 日間，またニメスリド 100 mg を 1 日 2 回，2 日間の服用が指示された．術後 6 週間は手術部位に機械的な口腔清掃を避けることを推奨し，0.12％クロルヘキシジンジグルコン酸塩での 1 日 2 回の含嗽，術後 6 週からは超軟質歯ブラシを使用した口腔清掃が指示された．術後 12 か月間では月 1 回，術後 18 か月目と 24 か月目に再検査を受け，必要に応じて専門家による口腔衛生が行われた．

評 価 項 目：ベースライン時，外科処置後 12，24 か月目に臨床パラメーター〔全顎的プラークスコア（full mouth plaque score：FMPS），全顎的歯肉出血スコア（full mouth gingival bleeding score：FMBS），PI，GI，PD，プロービングアタッチメントレベル，骨内欠損深さ（IBD），骨内欠損角度（IBA)〕が計測された．術後 24 か月目の検査は，患者 22 名のみ計測可能であった．

結　　　　果：試験群と対照群の両群において，ベースライン時と外科処置後 12，24 か月を比較して PD とプロービングアタッチメントレベルの統計学的に有意な改善を認めた．試験群では対照群と比較して術後 12 か月では IBD（試験群：2.96±1.13 mm vs 対照群：1.44±0.74 mm），PD（試験群：4.71±1.60 mm vs 対照群：2.57±1.27 mm），プロービングアタッチメントゲイン（試験群：4.14±1.35 mm vs 対照群：2.29±0.95 mm），術後 24 か月ではプロービングアタッチメントゲイン（試験群：4.29±1.38 mm vs 対照群：2.71±0.76 mm）と IBD 獲得量（試験群：3.44±1.18 mm vs 対照群：1.84±0.53 mm）に統計学的に有意な改善が観察された．

結　　　　論：SPPF 単独においても優れた結果を示した．また SPPF に EMD を使用することで，歯周組織の再生率が向上する可能性が示唆された．

3）Tonetti MS, Lang NP, Cortellini P, Suvan JE, Adriaens P, Dubravec D, Fonzar A, Fourmousis I, Mayfield L, Rossi R, Silvestri M, Tiedemann C, Topoll H, Vangsted T, Wallkamm B：Enamel matrix proteins in the regenerative therapy of deep intrabony defects. J Clin Periodontol, 29：317-325, 2002.

目　　　　　的：骨縁下欠損に対して，SPPF または modified papilla preservation flap（M-PPT）に EMD を併用した場合としない場合の結果を 12 か月後に評価する．

研究デザイン：ランダム化比較試験，盲検化の有無は記載なし

研　究　施　設：他施設共同研究（12 施設，7 か国）

対　　　　　象：患者 166 名（女性 95 名，男性 71 名，平均年齢 48 歳）．被験者は少なくとも 1 か所に 3 mm 以上の骨縁下欠損を有する者が選択された．1 日 20 本以上の喫煙がある場合は除外対象とされた．ベースライン時には 172 名が本研究に参加したが，インフォームド・コンセント時に 3 名が参加を取り消し，3 名が外科処置後 12 か月の評価ができなかった．

介　　　　　入：【試験側（n＝83）】：SPPF または M-PPT＋EMD 塗布
24％ EDTA にて 2 分間の歯根面処理後，EMD の塗布が行われた．
【対照側（n＝83）】：SPPF または M-PPT 単独
24％ EDTA にて 2 分間の歯根面処理のみが行われた．
両群とも術後にはイブプロフェン 600 mg またはアセトアミノフェン 500 mg の投与で疼痛と浮腫が制御された．術後 1 週目に抜糸が行われた．術後 4 週間は 0.12％クロルヘキシジンによる毎日 2 回の含嗽，術後 3 日目から 0.12％クロルヘキシジンに浸した術後用歯ブラシの使用が指示された．また術後 4 週間は歯間部の清掃を禁止し，喫煙者には喫煙の制限または禁煙が指示された．術後 1，2，3，4，6 週目にラバーカップと 0.2％クロルヘキシジンゲルによる歯面清掃が行われた．さらにすべての患者は 3，6，9 か月目に全顎的なメインテンスが行われた．

評　価　項　目：ベースライン時，外科処置後 12 か月目に臨床パラメーター（FMPS, BOP, PD，歯肉退縮量，CAL）が測定された．

結　　　　　果：試験側では対照側と比較して臨床的アタッチメントゲインが統計学的に有意に高かった（試験側：3.1±1.5 mm vs 対照側：2.5±1.5 mm）．また PD の減少量は試験側で対照側と比較して統計学的に有意に認められた（試験側：3.9±1.7 mm vs 対照側：3.3±1.7 mm）．頻度分布解析の結果，EMD は臨床的アタッチメントゲインが 4 mm 以上になる可能性を高め，臨床的アタッチメントゲインが 2 mm 以下になる確率を減少させることが示された．

結　　　　　論：本実験の結果から EMD を用いた歯周組織再生療法は，SPPF または M-PPT のみと比較して臨床的アタッチメントゲイン，PD の減少量，治療効果の予知性を高めることが示された．

4) Graziani F, Peric M, Marhl U, Petrini M, Bettini L, Tonetti M, Gennai S：Local application of enamel matrix derivative prevents acute systemic inflammation after periodontal regenerative surgery：A randomized controlled clinical trial. J Clin Periodontol, 47： 747-755, 2020.

目　　　　的：骨縁下欠損に対して，Minimally Invasive Periodontal Surgery（MIS）に EMD を併用した場合としない場合の結果を 6 か月後に評価する.

研究デザイン：ランダム化比較試験，盲検化

研 究 施 設：The Dentistry and Oral Surgery of the University Hospital of Pisa, Italy

対　　　　象：患者 38 名（女性 20 名，男性 18 名，平均年齢 55 歳）. 被験者は全身疾患 および歯周外科治療歴がなく，FMPS および BOP が 20％未満，非外科治 療後に 5 mm 以上の PD を有し，エックス線上で少なくとも 4 mm 以上の 骨縁下欠損を伴う患者が選択された.

介　　　　入：【試験群（n＝19）】：MIS＋EMD 塗布 24％ EDTA にて 2 分間の歯根面処理後，EMD の塗布が行われた. 【対照群（n＝19）】：MIS 単独 両群ともに口腔衛生指導は術後 1 日目に全患者に行われ，その後 1 週間後 と研究終了まで毎月繰り返された. 術後 2 週目に抜糸を行った.

評 価 項 目：ベースライン時，外科処置後 6 か月目に臨床パラメーター（PD，CAL， 歯肉退縮量）が計測された. 他には術後 1 日，7 日，6 か月に血液を採取 し血清マーカー分析〔C 反応性タンパク質（CRP），フィブリノゲン， d-dimer，Cystatin-C〕が行われた.

結　　　　果：ベースライン時と外科処置後 6 か月を比較して，試験群と対照群ともに PD と CAL の統計学的に有意な減少が認められたが，外科処置後 6 か月 における PD の減少量と臨床的アタッチメントゲインは両群で統計学的 な有意差は観察されなかった. 一方で BOP および 5 mm 以上の PD がな い部位は試験群で 11 部位，対照群では 5 部位であり，統計学的に有意な 差が観察された. また歯肉退縮量は試験群と対照群と比較して統計学的に 有意に少なかった（試験群：0.26±1.09 mm vs 対照群：1.00±1.41 mm）. さらに術後 24 時間の血清 CRP は試験群では対照群と比較して統計学的に 有意に低かった（試験群：3.09±5.76 mg/L vs 対照群：4.36±5.60 mg/L）.

結　　　　論：本研究では EMD の全身的な抗炎症作用が示唆され，MIS に EMD を併用 することで歯周組織に対して有益な効果をもたらす可能性が示された.

6. エビデンスプロファイル

CQ2　骨縁下欠損に対する EMD を用いた歯周組織再生療法は，フラップ手術よりも推奨されますか？

| 研究数 | 研究デザイン | 確実性の評価 | | | | | 患者数 | | 効果 | | エビデンスの確実性 | 重要性 |
		バイアスのリスク	非直接性	非一貫性	不精確性	その他の検討	介入群	対照群	オッズ比 (95%CI)	平均値差 (95%CI)		
臨床的アタッチメントゲイン（mm）：観察期間 6 か月と 12 か月												
11	ランダム化比較試験	深刻ではない	深刻ではない	深刻	深刻ではない	深刻ではない	414	319	—	−1.10 [−1.29, −0.92]	強	重大
骨欠損深さの減少量（mm）：観察期間 6 か月，12 か月と 60 か月												
4	ランダム化比較試験	深刻ではない	深刻ではない	深刻	深刻ではない	深刻	56	57	—	−1.23 [−1.54, −0.92]	中	重大
骨欠損の改善率（%）：観察期間 6 か月と 12 か月，60 か月												
3	ランダム化比較試験	深刻	深刻ではない	かなり深刻	深刻ではない	深刻	142	73	—	−23.23 [−26.80, −19.66]	弱	重大
歯肉退縮量（mm）：観察期間 6 か月と 12 か月												
9	ランダム化比較試験	深刻ではない	深刻ではない	深刻	深刻ではない	深刻	320	252	—	0.07 [−0.00, 0.13]	中	重要
PD の減少量（mm）：観察期間 6 か月と 12 か月												
11	ランダム化比較試験	深刻ではない	深刻ではない	深刻	深刻ではない	深刻ではない	414	319	—	−0.70 [−0.89, −0.51]	強	重要

CI：信頼区間

7. フォレストプロット

臨床的アタッチメントゲイン（mm）：観察期間 6 か月と 12 か月

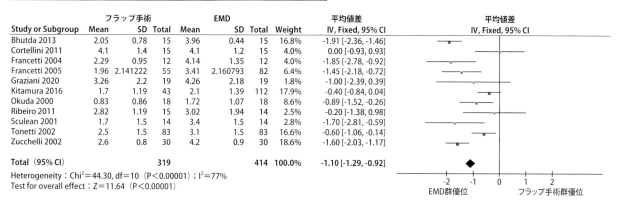

Study or Subgroup	フラップ手術 Mean	SD	Total	EMD Mean	SD	Total	Weight	平均値差 IV, Fixed, 95% CI
Bhutda 2013	2.05	0.78	15	3.96	0.44	15	16.8%	-1.91 [-2.36, -1.46]
Cortellini 2011	4.1	1.4	15	4.1	1.2	15	4.0%	0.00 [-0.93, 0.93]
Francetti 2004	2.29	0.95	12	4.14	1.35	12	4.0%	-1.85 [-2.78, -0.92]
Francetti 2005	1.96	2.141222	55	3.41	2.160793	82	6.4%	-1.45 [-2.18, -0.72]
Graziani 2020	3.26	2.2	19	4.26	2.18	19	1.8%	-1.00 [-2.39, 0.39]
Kitamura 2016	1.7	1.19	43	2.1	1.39	112	17.9%	-0.40 [-0.84, 0.04]
Okuda 2000	0.83	0.86	18	1.72	1.07	18	8.6%	-0.89 [-1.52, -0.26]
Ribeiro 2011	2.82	1.19	15	3.02	1.94	14	2.5%	-0.20 [-1.38, 0.98]
Sculean 2001	1.7	1.5	14	3.4	1.5	14	2.8%	-1.70 [-2.81, -0.59]
Tonetti 2002	2.5	1.5	83	3.1	1.5	83	16.6%	-0.60 [-1.06, -0.14]
Zucchelli 2002	2.6	0.8	30	4.2	0.9	30	18.6%	-1.60 [-2.03, -1.17]
Total（95% CI）			319			414	100.0%	-1.10 [-1.29, -0.92]

Heterogeneity：Chi^2=44.30, df=10（P<0.00001）；I^2=77%
Test for overall effect：Z=11.64（P<0.00001）

EMD群優位　　フラップ手術群優位

骨欠損深さの減少量（mm）：観察期間 6 か月，12 か月と 60 か月

Study or Subgroup	フラップ手術 Mean	SD	Total	EMD Mean	SD	Total	Weight	平均値差 IV, Fixed, 95% CI
Bhutda 2013	1.3	0.67	15	3.2	0.63	15	44.4%	-1.90 [-2.37, -1.43]
Cortellini 2011	4.7	1	15	4.7	1.3	15	14.0%	0.00 [-0.83, 0.83]
Francetti 2004	1.44	0.74	12	2.96	1.13	12	16.5%	-1.52 [-2.28, -0.76]
Ribeiro 2011	0.82	0.79	15	1.36	0.9	14	25.2%	-0.54 [-1.16, 0.08]
Total（95% CI）			57			56	100.0%	-1.23 [-1.54, -0.92]

Heterogeneity：Chi^2=21.74, df=3（P<0.0001）；I^2=86%
Test for overall effect：Z=7.77（P<0.00001）

EMD群優位　　フラップ手術群優位

骨欠損の改善率（%）：観察期間 6 か月と 12 か月，60 か月

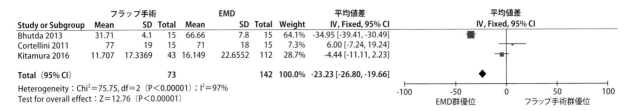

Study or Subgroup	フラップ手術 Mean	SD	Total	EMD Mean	SD	Total	Weight	平均値差 IV, Fixed, 95% CI
Bhutda 2013	31.71	4.1	15	66.66	7.8	15	64.1%	-34.95 [-39.41, -30.49]
Cortellini 2011	77	19	15	71	18	15	7.3%	6.00 [-7.24, 19.24]
Kitamura 2016	11.707	17.3369	43	16.149	22.6552	112	28.7%	-4.44 [-11.11, 2.23]
Total（95% CI）			73			142	100.0%	-23.23 [-26.80, -19.66]

Heterogeneity: Chi²=75.75, df=2（P<0.00001）; I²=97%
Test for overall effect: Z=12.76（P<0.00001）

歯肉退縮量（mm）：観察期間 6 か月と 12 か月

Study or Subgroup	フラップ手術 Mean	SD	Total	EMD Mean	SD	Total	Weight	平均値差 IV, Fixed, 95% CI
Bhutda 2013	0.17	0.11	15	0.16	0.09	15	84.4%	0.01 [-0.06, 0.08]
Cortellini 2011	0.3	1.4	15	0.2	1.4	15	0.4%	0.10 [-0.90, 1.10]
Graziani 2020	1	1.41	19	0.26	1.09	19	0.7%	0.74 [-0.06, 1.54]
Kitamura 2016	1.4	1.2	43	1.1	1.19	112	2.5%	0.30 [-0.12, 0.72]
Okuda 2000	1.22	0.88	18	1.22	0.16	18	2.6%	0.00 [-0.41, 0.41]
Ribeiro 2011	0.54	0.58	15	0.46	0.87	14	1.5%	0.08 [-0.46, 0.62]
Sculean 2001	1.7	1.1	14	0.7	0.8	14	0.9%	1.00 [0.29, 1.71]
Tonetti 2002	0.8	1.2	83	0.8	1.2	83	3.3%	0.00 [-0.37, 0.37]
Zucchelli 2002	1.9	0.8	30	1	0.5	30	3.8%	0.90 [0.56, 1.24]
Total（95% CI）			252			320	100.0%	0.07 [-0.00, 0.13]

Heterogeneity: Chi²=36.51, df=8（P<0.0001）; I²=78%
Test for overall effect: Z=1.94（P=0.05）

PD の減少量（mm）：観察期間 6 か月と 12 か月

Study or Subgroup	フラップ手術 Mean	SD	Total	EMD Mean	SD	Total	Weight	平均値差 IV, Fixed, 95% CI
Bhutda 2013	2.22	0.15	15	4.12	1.11	15	11.4%	-1.90 [-2.47, -1.33]
Cortellini 2011	4.4	1.208305	15	4.4	0.7648529	15	7.0%	0.00 [-0.72, 0.72]
Francetti 2004	2.57	1.27	12	4.71	1.6	12	2.8%	-2.14 [-3.30, -0.98]
Francetti 2005	3	1.447938	55	4	2.015018	82	10.9%	-1.00 [-1.58, -0.42]
Graziani 2020	4.26	2.13	19	4.53	2.31	19	1.8%	-0.27 [-1.68, 1.14]
Kitamura 2016	3.1	1.31	43	3.2	1.38	112	16.8%	-0.10 [-0.57, 0.37]
Okuda 2000	2.22	0.81	18	3	0.97	18	10.8%	-0.78 [-1.36, -0.20]
Ribeiro 2011	3.55	0.88	15	3.56	2.07	14	2.7%	-0.01 [-1.18, 1.16]
Sculean 2001	3.7	1.4	14	4.1	1.7	14	2.8%	-0.40 [-1.55, 0.75]
Tonetti 2002	3.3	1.7	83	3.9	1.7	83	13.7%	-0.60 [-1.12, -0.08]
Zucchelli 2002	4.5	1	30	5.1	0.7	30	19.3%	-0.60 [-1.04, -0.16]
Total（95% CI）			319			414	100.0%	-0.70 [-0.89, -0.51]

Heterogeneity: Chi²=36.49, df=10（P<0.0001）; I²=73%
Test for overall effect: Z=7.16（P<0.00001）

8. 参考文献

derivative in the treatment of human intrabony osseous defects. J Periodontol, 71：1821-1828, 2000.
8 ．Sculean A, Windisch P, Chiantella GC, Donos N, Brecx M, Reich E：Treatment of intrabony defects with enamel matrix proteins and guided tissue regeneration. A prospective controlled clinical study. J Clin Periodontol, 28：397-403, 2001.
9 ．Tonetti MS, Lang NP, Cortellini P, Suvan JE, Adriaens P, Dubravec D, Fonzar A, Fourmousis I, Mayfield L, Rossi R, Silvestri M, Tiedemann C, Topoll H, Vangsted T, Wallkamm B：Enamel matrix proteins in the regenerative therapy of deep intrabony defects. J Clin Periodontol, 29：317-325, 2002.
10. Zucchelli G, Bernardi F, Montebugnoli L, De SM：Enamel matrix proteins and guided tissue regeneration with titanium-reinforced expanded polytetrafluoroethylene membranes in the treatment of infrabony defects：a comparative controlled clinical trial. J Periodontol, 73：3-12, 2002.
11. Graziani F, Peric M, Marhl U, Petrini M, Bettini L, Tonetti M, Gennai S：Local application of enamel matrix derivative prevents acute systemic inflammation after periodontal regenerative surgery：A randomized controlled clinical trial. J Clin Periodontol, 47：747-755, 2020.
12. Ribeiro FV, Casarin RC, Júnior FH, Sallum EA, Casati MZ：The role of enamel matrix derivative protein in minimally invasive surgery in treating intrabony defects in single-rooted teeth：a randomized clinical trial. J Periodontol, 82：522-532, 2011.
13. Kitamura M, Akamatsu M, Kawanami M, Furuichi Y, Fujii T, Mori M, Kunimatsu K, Shimauchi H, Ogata Y, Yamamoto M, Nakagawa T, Sato S, Ito K, Ogasawara T, Izumi Y, Gomi K, Yamazaki K, Yoshie H, Fukuda M, Noguchi T, Takashiba S, Kurihara H, Nagata T, Hamachi T, Maeda K, Yokota M, Sakagami R, Hara Y, Noguchi K, Furuuchi T, Sasano T, Imai E, Ohmae M, Koizumi H, Watanuki M, Murakami S：Randomized Placebo-Controlled and Controlled Non-Inferiority Phase Ⅲ Trials Comparing Trafermin, a Recombinant Human Fibroblast Growth Factor 2, and Enamel Matrix Derivative in Periodontal Regeneration in Intrabony Defects. J Bone Miner Res, 31：806-814, 2016.
14. Francetti L, Del Fabbro M, Basso M, Testori T, Weinstein R：Enamel matrix proteins in the treatment of intrabony defects. A prospective 24-month clinical trial. J Clin Periodontol, 31：52-59, 2004.
15. Francetti L, Trombelli L, Lombardo G, Guida L, Cafiero C, Roccuzzo M, Carusi G, Del Fabbro M：Evaluation of efficacy of enamel matrix derivative in the treatment of intrabony defects：a 24-month multicenter study. Int J Periodontics Restorative Dent, 25：461-473, 2005.
16. Bhutda G, Deo V：Five years clinical results following treatment of human intra-bony defects with an enamel matrix derivative：a randomized controlled trial. Acta Odontol Scand, 71：764-770, 2013.
17. Sanz M, Tonetti MS, Zabalegui I, Sicilia A, Blanco J, Rebelo H, Rasperini G, Merli M, Cortellini P, Suvan JE：Treatment of intrabony defects with enamel matrix proteins or barrier membranes：results from a multicenter practice-based clinical trial. J Periodontol, 75：726-733, 2004.
18. Sculean A, Donos N, Blaes A, Lauermann M, Reich E, Brecx M：Comparison of enamel matrix proteins and bioabsorbable membranes in the treatment of intrabony periodontal defects. A split-mouth study. J Periodontol, 70：255-262, 1999.
19. Pontoriero R, Wennström J, Lindhe J：The use of barrier membranes and enamel matrix proteins in the treatment of angular bone defects. A prospective controlled clinical study. J Clin Periodontol, 26：833-840, 1999.

CQ3 骨縁下欠損に対するFGF-2を用いた歯周組織再生療法は,フラップ手術よりも推奨されますか？

骨縁下欠損に対して,FGF-2 を用いた歯周組織再生療法を行うことを推奨する
＝（推奨の強さ「強い推奨」,エビデンスの確実性「中程度」）

日本においてフラップ手術時に使用できる FGF-2 製剤（リグロス®歯科用液セット,0.3% FGF-2 含有）の適応症は,"歯周ポケットの深さが 4 mm 以上,骨欠損の深さが 3 mm 以上の垂直性骨欠損がある場合" となっている[1].
また,少数例ではあるが FGF-2 投与後に軟組織の硬結・肥厚の発生が報告されている[2,3].そして,硬結・肥厚は下顎第二大臼歯頬側部の付着歯肉幅が狭い部位に,歯肉歯槽粘膜境を越える縦切開や減張切開を行い,FGF-2 が骨欠損部外の歯槽粘膜下や頬粘膜下に流出した場合に発生していることが多いことから,フラップは必要最小限の範囲で形成し,FGF-2 の塗布は骨欠損内に留め,減張切開部に直接 FGF-2 を投与しないようにすることが推奨されている.

1. 背景・目的

切除療法や組織付着療法に位置付けられる従前の歯周外科治療では達成が不可能であった歯周組織再生を目的として,1980 年代はじめに GTR 法（組織再生誘導法）が開発された.その後,歯周組織再生用材料エムドゲイン®（エナメルマトリックスデリバティブ：EMD）が登場し,臨床応用されてきたが,これらの歯周組織再生療法はおおむね保険適応外の治療として実施されてきたため,国民皆保険制度下の我が国での普及には制限があった.

このような状況の中,間葉系細胞の増殖誘導能と強力な血管新生作用を有する塩基性線維芽細胞増殖因子（basic Fibroblast Growth Factor：FGF-2）を用いた新規の歯周組織再生療法（FGF-2 を有効成分とする歯周組織再生剤）の開発が我が国で 1990 年代初頭から開始された.そして,新薬開発の初期段階では,FGF-2 による歯周組織再生誘導メカニズムの in vitro での解明[4-6]や動物実験での歯周組織再生効果の検証[5-8]など,数多くの基礎研究の成果が積み重ねられた.その後,ヒトにおける FGF-2 の歯周組織再生誘導能と投与時の安全性を探索・確認するため,2001 年より歯周炎患者を対象とした臨床試験[9-11]（治験：第Ⅱ～Ⅲ相試験）が多施設で実施され,FGF-2 の歯周組織再生剤としての有効性および安全性が確認された.これらの経緯から,リグロス[®1]が FGF-2 を有効成分とする世界初の歯周組織再生剤として我が国で誕生し,2016 年 12 月に上市され,「保険で受けられる歯周組織再生療法」として現在臨床応用されている.

CQ3 では,骨縁下欠損部の歯周組織再生を目的としてフラップ手術に使用されている FGF-2 の有効性について系統的に評価することを目的とする.

2. 文献の抽出

　　選択される論文は，以下の PICO を満たすものとした．

（P）Patients：骨縁下欠損を有する歯周炎患者

（I）Interventions：FGF-2 を用いたフラップ手術

（C）Comparisons：フラップ手術単独

（O）Outcomes：骨欠損の改善率，臨床的アタッチメントゲイン，プロービングデプス（PD）の減少量，歯肉退縮量，術後の有害事象

　　電子検索データベースとして PubMed を用いて検索した（最終検索日 2022 年 1 月 28 日）．#1，#2，#3，で検索した後，#1 AND #2 AND #3 で共通する文献を検索した．そして，研究デザインに関する語句（"Randomized Clinical Trail"：#6，#13，"Observational Study"：#14，"Case Reports"：#15）でフィルターをかけ，目的とする文献を抽出した．なお，フラップ手術に関連する検索語を含めて検索した際，塩基性線維芽細胞増殖因子製剤を用いたフラップ手術を含む文献が抽出されない例が判明したため，フラップ手術に関連する検索語を含めない検索ストラテジーでも検索を実施した．最終的にこれらの文献検索ストラテジーから得られたリストより，タイトル，アブストラクトおよび本文に基づいて本 CQ の選択基準を満たす文献を選択した．その結果，PubMed で抽出された文献の中で本 CQ の選択基準を満たす文献は，FGF-2 を用いたフラップ手術と非投与（プラセボ投与）のフラップ手術を比較したランダム化比較試験の結果を報告した論文 3 報であった．

　　なお，英語文献に関しては Scopus および Cochrane Central Register of Controlled Trials（CENTRAL），和文文献に関しては医中誌 Web を用いて同様に文献検索を行ったが，PubMed で抽出された論文以外に本 CQ の選択基準を満たす文献はなかった．

Seq	Terms and strategy	hits
#1	Periodontal Diseases[mh] OR "periodontal disease*"[tiab] OR (periodontal[tiab] AND (atroph*[tiab] OR "bone defect*"[tiab] OR "bony defect*"[tiab] OR "bone loss"[tiab] OR "attachment loss"[tiab] OR "bone resorpt*"[tiab] OR "osseous defect*"[tiab] OR "intrabony defect*"[tiab])) OR (alveolar[tiab] AND ("bone atroph*"[tiab] OR "process atroph*"[tiab] OR "bone defect*"[tiab] OR "bony defect*"[tiab] OR "bone loss"[tiab] OR "bone resorpt*"[tiab] OR "osseous defect*"[tiab])) OR periodontiti*[tiab]	109,198
#2	"fibroblast growth factor 2"[tw] OR "fibroblast growth factor2"[tw] OR "fibroblast growth factor type 2"[tw] OR "fibroblast growth factor type2"[tw] OR "basic fibroblast growth factor*"[tw] OR bFGF[tw] OR "cartilage derived growth factor*"[tw] OR "heparin binding growth factor 2"[tw] OR "heparin binding growth factor type 2"[tw] OR "HBGF 2"[tw] OR HBGF2[tw] OR "HBGF II"[tw] OR HBGFII[tw] OR "FGF 2"[tw] OR FGF2[tw] OR "FGF II"[tw] OR FGFII[tw] OR "prostate epithelial cell growth factor"[tw] OR prostatropin*[tw] OR trafermin[tw] OR regroth[tw]	28,651
#3	Surgical Flaps[mh] OR flap*[tiab]	104,583
#4	#2 AND #3	146
#5	#1 AND #4	15
#6	controlled clinical trial[pt] OR randomized[tiab] OR randomised[tiab] OR placebo[tiab] OR clinical trials as topic[mesh:noexp] OR randomly[tiab] OR trial[ti] NOT (animals[mh] NOT humans[mh])	1,361,622
#7	#5 AND #6, Filters：Randomized Clinical Trial	9
#8	Observational Studies as Topic[mh] OR Observational Study[pt] OR observational[tiab] OR Epidemiologic Studies[mh] OR epidemiologic[tiab] OR "case control"[tiab] OR casecontrol[tiab] OR retrospective[tiab] OR cohort[tiab] OR "follow up"[tiab] OR followup[tiab] OR longitudinal[tiab] OR prospective[tiab] OR "controlled before after"[tiab] OR cba[tiab] OR "cross sectional"[tiab] OR crosssectional[tiab] NOT (animals[mh] NOT humans[mh])	4,159,614
#9	#5 AND #8, Filters：Observational Study	9
#10	case reports[pt] OR case[tiab] OR cases[tiab] NOT (animals[mh] NOT humans[mh])	4,706,565
#11	#5 AND #10, Filters：Case Reports	3
#12	#1 AND #2	171
#13	#12 AND #6, Filters：Randomized Clinical Trial	24
#14	#12 AND #8, Filters：Observational Study	22
#15	#12 AND #10, Filters：Case Reports	17

3. エビデンスの要約

　本 CQ の文献選択基準を満たしエビデンスとして採用した文献は論文 3 報（4 試験）[9-11]で，それらはすべてリグロス®の開発時に治験として実施されたランダム化比較試験の結果を同一の研究グループが報告したものであった．3 報の論文は，発表順に，治験の①前期第 II 相試験（探索的試験）[9]，②後期第 II 相試験（用量-反応試験）[10]および③第 III 相試験（検証的試験）[11]について報告されたものである．そして，第 III 相試験（検証的試験）の結果を報告した論文[11]には，FGF-2 投与群とプラセボ（基剤；ハイドロキシプロピルセルロース：HPC）投与群を比較した Study A と，両群に EMD 投与群を加えた 3 群を比較した Study B の 2 試験の結果が記載されており，合計 4 件の試験が本 CQ のメタアナリシスの対象となった．

　本 CQ で解析対象となった 4 件のランダム化比較試験中 3 件[9-11]は，プラセボを用い術者や患者に対しても治療法が盲検化されており，本ガイドラインで対象とした歯周組織再生療法の分野では他に類をみない高いエビデンスレベルを有する二重盲検試験であった．また，EMD が比較対象に含まれたことで術者への盲検性が失われた 1 件[11]の Study B も，主評価

項目である歯槽骨増加量に対しては盲検性が維持されており, 歯周組織再生療法の分野では症例数が多く, 質の高いエビデンスと評価できる.

　これらの試験では, フラップ手術時に, 0.01, 0.1, 0.3, 0.4％の各濃度の FGF-2, EMD あるいはプラセボ（生物学的活性をもたない HPC）のいずれかを骨縁下欠損部に投与し治療成績の比較を行っているが, 本 CQ では 0.3％ FGF-2（リグロス® 相当）投与群とプラセボ投与群（フラップ手術群）を比較対象とした. そして, これらの試験はほぼ同一のプロトコールに従い実施され, 術後の臨床パラメーターの観察時期も術後 12, 24, 36 週に統一されていたことから, 本 CQ では術後の経過期間が最長で治療成績が最も明確となる術後 36 週（9 か月）のデータを統合してメタアナリシスを行った. また, 本 CQ で採用した 5 項目のアウトカムの "重要性" は, 歯周組織再生療法の有効性や安全性を評価するうえでの重要度に応じて, 骨欠損の改善率, 臨床的アタッチメントゲインおよび術後の有害事象を「重大」と, PD の減少量と歯肉退縮量を「重要」と評価した. なお, 本 CQ で用いた 5 項目のアウトカムに関して, 骨欠損の改善率, 臨床的アタッチメントゲインおよび術後の有害事象は 4 試験のデータが, PD の減少量と歯肉退縮量は 3 試験のデータがメタアナリシスに利用可能であった.

　本 CQ でアウトカムとした 5 項目に関して各試験のデータを上記のように統合してメタアナリシスを行った. その結果, 0.3％ FGF-2（リグロス® 相当）投与群の骨欠損の改善率はプラセボ投与群に比べ有意に大きく（$p = 0.00001$）, その平均値差は 22.03％であった. そして, 0.3％ FGF-2 投与群の臨床的アタッチメントゲインもプラセボ投与群に比べ有意に大きく（$p = 0.003$）, その平均値差は 0.38 mm であった. また, FGF-2 投与群とプラセボ投与群の歯肉退縮量の平均値差は 0.35 mm で, プラセボ投与群に比べ FGF-2 投与群で有意に小さかった（$p = 0.001$）. 一方, PD の減少量は両群に差を認めなかった（$p = 0.99$）. また, 術後 36 週までに発生した有害事象の頻度も両群間に差を認めなかった（オッズ比 1.05, 95％信頼区間 [0.73, 1.52]）.

4. 推奨の解説

1) アウトカム全般に対するエビデンスの確実性はどうか？

　重大と評価したアウトカムである骨欠損の改善率のエビデンスの確実性は, 確実性の評価にかかわるバイアスリスク, 非直接性, 非一貫性, 不精確性のすべてにおいて [深刻] と評価された項目がないことから, エビデンスの確実性を「強」と評価した. もう 1 つの重大と評価したアウトカムである臨床的アタッチメントゲインに関しては, 試験間に高い異質性が認められ, 非一貫性が [深刻] と評価されたため, エビデンスの確実性を「中」と評価した.

　重要と評価したアウトカムである PD の減少量と術後の有害事象のエビデンスの確実性は, 評価にかかわるすべての項目において [深刻] と評価されたものがないことから, エビデンスの確実性を「強」と評価した. 一方, もう 1 つの重要と評価したアウトカムである歯肉退縮量に関しては, 試験間に高い異質性が認められ, 非一貫性が [深刻] と評価されたため, エビデンスの確実性を「中」と評価した.

2) 望ましい効果と望ましくない効果のバランスはどうか？

　本 CQ におけるメタアナリシスの結果, PD の減少量は 0.3％ FGF-2（リグロス® 相当）投与群とプラセボ投与群（フラップ手術群）との間に差を認めなかったものの, 重大なアウトカムとした骨欠損の改善率と臨床的アタッチメントゲインが 0.3％ FGF-2 投与群においてプ

ラセボ投与群に比べ有意に大きな値を示し，0.3% FGF-2 投与群の歯肉退縮量がプラセボ投与群に比べ有意に少なかったことから，フラップ手術時における骨縁下欠損部への 0.3% FGF-2 投与による治療効果の増大が期待できることが明らかとなった．

　一方，フラップ手術時の FGF-2 投与の副作用に関して，本 CQ で解析したリグロス®開発時の治験において 0.3% FGF-2 投与群とプラセボ投与群の有害事象の発生頻度に差がなく，リグロス®上市後に約 1,500 例を対象に実施された市販直後調査[12]においても副作用は報告されていなかった．しかしその後，適応外使用を含めさまざまな症例に用いられる過程で，FGF-2 投与後に投与部位やその近傍の軟組織に硬結・肥厚の発生が少数例報告[2,3]（リグロス®の販売開始から約 3 年 4 か月間で 25 例，この間の推定使用患者数約 85,800 人の 0.029%[2]）されたことから，リグロス®の添付文書が改訂[1]され副作用として追記されている．硬結や肥厚の多くは，下顎第二大臼歯頬側部の付着歯肉幅が狭い部位に，歯肉歯槽粘膜境を越える縦切開や減張切開を行い，FGF-2 が歯槽粘膜下や頬粘膜下に流入した場合に発生しているとされていることから，同部位へのリグロス®使用時には注意が必要である．

　以上のフラップ手術時における FGF-2 投与の治療効果とそれに伴う副作用や有害事象の発生の可能性を総合的に評価すると，患者にとって望ましい効果（メリット）が望ましくない効果（デメリット）を上回ると考えられる．

3）直接コストはどうか？

　現在，日本で歯周組織再生用材料として主に使用されている GTR 膜や EMD はおおむね保険適応外の材料であることから，それらを用いた治療は自由診療となり日本での普及には制限がある．一方，リグロス®は保険適応の医薬品であることから，その登場により医療費の自己負担が少ない「保険で受けられる歯周組織再生療法」の提供が可能となった．

　なお，日本でフラップ手術時に使用できる FGF-2 製剤「リグロス®歯科用液セット 600 μg および 1200 μg」の薬価は，それぞれ 2 万 1053.7 円および 2 万 8317.8 円（2023 年 2 月時点）で，保険診療では患者各人の自己負担割合（最大 3 割）に応じて負担金が生じる．

4）患者の価値観や意向はどうか？

　現在，保険適応の高度管理医療機器である GTR 膜を用いた GTR 法が保険診療として実施されている．しかしながら，日本の保険請求情報の 95% 以上が集積されたレセプト情報・特定健診等情報データベース（NDB）によると，2021 年度の GTR 法の算定は 1,598 歯で，その手技的な煩雑さと相まって保険診療での GTR 法の日本における普及は非常に限定的なものとなっている．一方，NDB によると，フラップ手術における FGF-2 の使用は年々増加傾向にあり，2021 年度には 37,859 キット（リグロス®歯科用液セット 600 μg と 1200 μg の合計数）が保険診療で使用されている．

　国民皆保険制度の存在する日本では，原則，医薬品は保険診療で使用でき，医薬品としての認可も国が定めた「医薬品の臨床試験の実施の基準に関する省令」（Good Clinical Practice：GCP）に基づいた治験を行い開発，上市されることから，その効果や安全性について患者（国民）は非常に高い信頼を置いている．保険収載された FGF-2 製剤であるリグロス®もその例に漏れず，FGF-2 を用いたフラップ手術は「保険で受けられる安価で信頼できる歯周組織再生療法」としてニーズがあり，患者も高い関心を示している．また，リグロス®にはヒト型のリコンビナント FGF-2 が用いられており，動物由来材料である EMD の使用に抵抗感のある患者にとっても受け入れやすいことから，歯周組織再生効果を有する FGF-2 製剤

の登場により，日本の歯周病患者が標準治療の１つとして歯周組織再生療法を受けやすい環境が整備されたといえる．

5）ワーキンググループ会議：推奨の方向と強さの判定

本 CQ でメタアナリシスを行った５項目のアウトカムの中で"重要性"を「重大」と評価した骨欠損の改善率と臨床的アタッチメントゲインに加え，「重要」と評価した歯肉退縮量の３項目において，0.3% FGF-2（リグロス®相当）投与群がプラセボ投与（フラップ手術単独）群に対して優位性を示した．一方，"重要性"を「重要」と評価した PD の減少量については，0.3% FGF-2 投与群とプラセボ投与群との間に差を認めなかった．動物実験[5-8]において FGF-2 の局所投与により歯根膜，セメント質および歯槽骨の新生が誘導されることが検証されていることを踏まえ，以上の結果を考察すると，FGF-2 の投与に伴い，骨縁下欠損部に歯根膜やセメント質の再生を伴う骨再生が生じ，プラセボ投与に比べ有意な臨床的アタッチメントゲインが生じる一方，FGF-2 の投与により歯肉退縮量が有意に減少し歯肉縁が歯冠側に維持されるため，結果として，PD の減少量については両群間に差を認めなかったと考えられる．

フラップ手術時に FGF-2 が投与された歯の長期的予後に関しては，リグロス®の開発時に実施された治験の前期第Ⅱ相試験[9]の被験者を対象として，治験からおおむね 10 年が経過した時点で，被験歯にどのような効果が認められたかを調査するため Kaplan-Meier 曲線を用いた生存時間解析が行われている[13]．それによると，プラセボ投与群と比較して，0.3% FGF-2（リグロス®相当）投与群において，歯周病の再発が有意に延長される効果が認められ，FGF-2 の投与が長期的な歯の予後に良好な影響を与えていることが示されている．FGF-2 投与により，歯根膜，セメント質および歯槽骨の再生を伴う結合組織性付着の有意な再形成が生じることが動物実験[5-8]で確認されていることから，FGF-2 とプラセボの投与後に生じる付着様式の違いが両者の長期的予後に影響を与えている可能性がある．

本 CQ の解析結果では，0.3% FGF-2 投与群とプラセボ投与群の術後の有害事象の発生頻度に差を認めなかった．一方で，フラップ手術における FGF-2 製剤投与の安全性にかかわる問題点として，FGF-2 製剤に特有の軟組織の硬結・肥厚が副作用として発生することがリグロス®市販後に報告されている．しかしながら，その発生頻度は低く，好発部位や回避方法が明確になりつつあることから[2,3]，FGF-2 製剤の骨縁下欠損への投与に伴うリスクは，治療効果を考慮して，許容範囲内であるとワーキンググループ会議で評価された．

本 CQ ではエビデンスレベルの高い二重盲検試験３件を含む４件のランダム化比較試験を対象としたメタアナリシスにより"フラップ手術における，骨縁下欠損への FGF-2 製剤投与の有用性"が示された．そして，リグロス®の市販後に行われた治療成績の解析結果においても，本 CQ の解析結果と同程度の効果が確認されている[14]．さらに，フラップ手術における FGF-2 製剤の使用は，副作用などのリスクも許容範囲内であると評価され，費用対効果の面からも他の歯周組織再生療法に比べ優れていることから，本 CQ の推奨の強さを「強い推奨」とワーキンググループ会議で決定した．

本 CQ でメタアナリシスの対象となった患者数は，本ガイドラインで本 CQ と同様に GTR 法や EMD を用いた歯周組織再生療法の有用性をフラップ手術と比較して検証した CQ1 や CQ2 で対象となった患者数より多かった．しかし，アウトカムの一部に"深刻な非一貫性"が存在し，"推奨"の根拠となった研究が同一の著者・グループ，国からの報告であることも考慮して，エビデンスの確実性は「中」に留めた．

　　そして，少数例ではあるがFGF-2製剤特有の副作用である軟組織の硬結・肥厚の発生が報告されていることから，注意喚起の意味を込め，現在日本でフラップ手術時に使用できる「リグロス®歯科用液キット」の適応症とともに“注意”として付記した．

5. エビデンスとして採用した主要な論文の構造化抄録

1）Kitamura M, Nakashima K, Kowashi Y, Fujii T, Shimauchi H, Sasano T, Furuuchi T, Fukuda M, Noguchi T, Shibutani T, Iwayama Y, Takashiba S, Kurihara H, Ninomiya M, Kido J, Nagata T, Hamachi T, Maeda K, Hara Y, Izumi Y, Hirofuji T, Imai E, Omae M, Watanuki M, Murakami S：Periodontal tissue regeneration using fibroblast growth factor-2：randomized controlled phase Ⅱ clinical trial. PLoS One, 3：e2611, 2008.

目　　　　　的：歯周炎罹患歯の骨縁下欠損に対するFGF-2投与の有効性と安全性を探索的に評価する．

研究デザイン：二重盲検ランダム化比較試験（術者，被験者，測定者のすべてに盲検化）

研　究　施　設：13施設（大学附属の歯科病院）

対　　　　　象：深さ3mm以上の2壁性または3壁性骨欠損が存在する歯周炎罹患部位（79部位/79名）

介　　　　　入：【FGF-2投与群】：0.03％投与群（Group L：19部位），0.1％投与群（Group M：20部位）および0.3％投与群（Group H：20部位）の対象部位に，フラップ手術時に各濃度のFGF-2（溶剤：ハイドロキシプロピルセルロース）を投与する．
【対照群】：フラップ手術時に，対象部位にプラセボ（溶剤のみ）を投与する（Group P：20部位）．

評　価　項　目：主要評価項目：投与後36週目の骨欠損の改善率（％）と臨床的アタッチメントゲイン（mm），FGF-2投与との関連が否定できない有害事象
副次的評価項目：投与後36週目のPD（mm），プロービング時の出血（BOP，患者ごとの％），歯肉炎指数（GI），歯の動揺度（患者ごとの％），歯肉退縮量（mm），プラーク指数（PI，患者ごとの％）および角化歯肉幅（mm）

結　　　　　果：0.1％投与群のうち，1名は1壁性骨欠損のため解析から除外し，19名（19/20＝95％）で解析した．0.3％投与群のうち，2名は1壁性骨欠損，1名は4壁性のため解析から除外し，17名（17/20＝85％）で解析した．対照群のうち，1名は1壁性骨欠損のため解析から除外し，19名（19/20＝95％）で解析した．
0.3％FGF-2投与群の36週後における骨欠損の改善率（58.62±46.74％：n＝17）は，対照群（23.92±27.52％：n＝19）に比べて有意に高かった．一方，他の評価項目に関しては，FGF-2投与群と対照群との間に統計学的有意差を認めなかった．また，FGF-2投与に関連する重篤な有害事象は確認されなかった．

結　　　　　論：0.3％FGF-2投与は，プラセボ投与と比較して，骨縁下欠損部の歯槽骨を有意に増加させる．

2）Kitamura M, Akamatsu M, Machigashira M, Hara Y, Sakagami R, Hirofuji T, Hamachi T, Maeda K, Yokota M, Kido J, Nagata T, Kurihara H, Takashiba S, Sibutani T, Fukuda M, Noguchi T, Yamazaki K, Yoshie H, Ioroi K, Arai T, Nakagawa T, Ito K, Oda S, Izumi Y, Ogata Y, Yamada S, Shimauchi H, Kunimatsu K, Kawanami M, Fujii T, Furuichi Y, Furuuchi T, Sasano T, Imai E, Omae M, Yamada S, Watanuki M, Murakami S：FGF-2 stimulates periodontal regeneration：results of a multi-center randomized clinical trial. J Dent Res, 90：35-40, 2011.

目　　　　的：歯周炎罹患歯の骨縁下欠損に対する FGF-2 投与の有効性と安全性を評価し，臨床で使用する FGF-2 の至適用量（濃度）を決定する．

研究デザイン：二重盲検ランダム化比較試験（術者，被験者，測定者のすべてに盲検化）

研 究 施 設：24 施設（大学附属の歯科病院）

対　　　　象：歯周炎罹患歯（動揺度 2 度以下）に存在する，深さ 3 mm 以上の 2 壁性または 3 壁性骨欠損（253 部位/253 名）

介　　　　入：【FGF-2 投与群】：0.2％投与群（68 部位），0.3％投与群（58 部位）および 0.4％投与群（64 部位）の対象部位に，フラップ手術時に各濃度の FGF-2（溶剤：ハイドロキシプロピルセルロース）を投与する．

【対照群】：フラップ手術時に，骨欠損部にプラセボ（溶剤のみ）を投与する（63 部位）．

評 価 項 目：主要評価項目：投与後 36 週目の骨欠損の改善率（％）

副次的評価項目：投与後 36 週目の臨床的アタッチメントレベルゲイン（mm）

その他の評価項目：投与後 36 週目の PD（mm），BOP（患者ごとの％），GI（患者ごとの％），歯の動揺度（患者ごとの％），歯肉退縮量（mm, data not shown），PI（患者ごとの％）および角化歯肉幅（mm），FGF-2 投与との関連が否定できない有害事象

結　　　　果：0.2％投与群のうち，1 名はリコールを中断したため解析から除外し，67 名（67/68 ＝ 98.5％）で解析した．0.3％投与群のうち，1 名はエックス線画像が不適切なため解析から除外し，57 名（57/58 ＝ 98.3％）で解析した．0.4％投与群のうち，1 名は有害事象，1 名はリコールを中断したため解析から除外し，62 名（62/64 ＝ 96.9％）で解析した．対照群のうち，1 名は有害事象，1 名はエックス線画像が不適切なため解析から除外し，61 名（61/63 ＝ 96.8％）で解析した．FGF-2 を投与した 3 群の 36 週後における骨欠損の改善率は対照群（15.11 ± 21.90％：n ＝ 61）に比べて有意に高く，そのピークは 0.3％ FGF-2 投与群（50.58 ± 31.46％：n ＝ 57）で観察された．そして，FGF-2 投与後 72 週目においても投与後 36 週目のレベルを維持していた．一方，他の評価項目に関して FGF-2 投与群と対照群との間に統計学的有意差を認めなかった．また，FGF-2 投与に関連する重篤な有害事象は確認されなかった．

結　　　　論：FGF-2 投与は，プラセボ投与と比較して，骨縁下欠損部の歯槽骨を有意に増加させる．そして，その臨床推奨用量（濃度）は 0.3％と考えられた．

3）Kitamura M, Akamatsu M, Kawanami M, Furuichi Y, Fujii T, Mori M, Kunimatsu K, Shimauchi H, Ogata Y, Yamamoto M, Nakagawa T, Sato S, Ito K, Ogasawara T, Izumi Y, Gomi K, Yamazaki K, Yoshie H, Fukuda M, Noguchi T, Takashiba S, Kurihara H, Nagata T, Hamachi T, Maeda K, Yokota M, Sakagami R, Hara Y, Noguchi K, Furuuchi T, Sasano T, Imai E, Ohmae M, Koizumi H, Watanuki M, Murakami S：Randomized Placebo-Controlled and Controlled Non-Inferiority Phase Ⅲ Trials Comparing Trafermin, a Recombinant Human Fibroblast Growth Factor 2, and Enamel Matrix Derivative in Periodontal Regeneration in Intrabony Defects. J Bone Miner Res, 31：806-814, 2016.

Study A

目　　　　　的：	歯周炎罹患歯の骨縁下欠損に対する 0.3％ FGF-2 投与の有効性と安全性を検証する.
研究デザイン：	二重盲検ランダム化比較試験（術者, 被験者, 測定者のすべてに盲検化）
研 究 施 設：	23 施設（22 施設：大学附属の歯科病院, 1 施設：市民病院歯科）
対　　　　　象：	PD 4 mm 以上で, 深さ 3 mm 以上の骨縁下欠損が存在する歯周炎罹患部位（323 部位/323 名）
介　　　　　入：	【FGF-2 投与群】：フラップ手術時に, 0.3％ FGF-2（溶剤：ハイドロキシプロピルセルロース）を対象部位に投与する（215 部位）. 【対照群】：フラップ手術時に, 対象部位にプラセボ（溶剤のみ）を投与する（108 部位）.
評 価 項 目：	主要評価項目：投与後 36 週目の骨欠損の改善率（％）と臨床的アタッチメントゲイン（mm） 副次的評価項目：投与 36 週後の PD（mm）, 歯肉退縮量（mm）, FGF-2 投与との関連否定できない有害事象
結　　　　　果：	0.3％ FGF-2 投与群のうち, 1 名は投与後の観察期間に矯正治療を受けたため, 1 名は評価項目の測定が不適切なため解析から除外し, 213 名を full analysis set（213/215＝99.1％）として解析した. その後, 8 名は評価項目の測定が不完全なため除外し, 205 名を per protocol set（205/215＝95.3％）として解析した. 対照群のうち, 1 名は割り当てと異なる手術が行われていたため解析から除外し, 107 名を full analysis set（107/108＝99.1％）として解析した. その後, 8 名は評価項目の測定が不完全なため除外し, 99 名を per protocol set（99/108＝91.7％）として解析した. 0.3％ FGF-2 投与群（n＝208）の 36 週後における骨欠損の改善率（37.131±32.0493％）は, 対照群（21.579±26.3177％, n＝100）に比べて有意に高かった. 一方, 他の評価項目に関しては, FGF-2 投与群と対照群との間に統計学的有意差を認めなかった. また, FGF-2 投与に関連する重篤な有害事象は確認されなかった.
結　　　　　論：	0.3％ FGF-2 投与は, プラセボ投与と比較して, 骨縁下欠損部の歯槽骨を有意に増加させる.

Study B

目　　　　的：歯周炎罹患歯の骨縁下欠損に対する 0.3％ FGF-2 投与の有効性と安全性を，
　　　　　　　EMD との比較とともに評価する．

研究デザイン：ランダム化比較試験（被験者と主要評価項目の測定者に盲検化）

研 究 施 設：15 施設（大学附属の歯科病院）

対　　　　象：PD 6 mm 以上で，深さ 4 mm 以上の骨縁下欠損が存在する歯周炎罹患部
　　　　　　　位（267 部位/267 名）

介　　　　入：【FGF-2 投与群】：フラップ手術時に 0.3％ FGF-2（溶剤：ハイドロキシプ
　　　　　　　ロピルセルロース）を対象部位に投与する（111 部位）．
　　　　　　　【対照群】：①溶剤投与群：フラップ手術時に対象部位にプラセボ（溶剤の
　　　　　　　み）を投与する（43 部位）．②EMD 投与群：フラップ手術時に対象部位
　　　　　　　に EMD を投与する（113 部位）．

評 価 項 目：主要評価項目：投与後 36 週目の骨増加量（mm）
　　　　　　　副次的評価項目：投与後 36 週目の骨欠損の改善率（％）と臨床的アタッ
　　　　　　　チメントゲイン（mm）
　　　　　　　その他の評価項目：PD（mm），歯肉退縮量（mm），FGF-2 投与との関連
　　　　　　　が否定できない有害事象

結　　　　果：0.3％ FGF-2 投与群のうち，1 名は除外対象の薬剤による治療が行われた
　　　　　　　ため解析から除外し，110 名を full analysis set（110/111＝99.1％）とし
　　　　　　　て解析した．その後，1 名は評価項目の測定が不完全なため，1 名はスケ
　　　　　　　ジュールに準拠していなかったため除外し，108 名を per protocol set
　　　　　　　（108/111＝97.3％）として解析した．対照群の EMD 投与群のうち，1 名
　　　　　　　はエックス線画像が不適切なため解析から除外し，112 名を full analysis
　　　　　　　set（112/113＝99.1％）として解析した．その後，3 名は評価項目の測定
　　　　　　　が不完全なため除外し，109 名を per protocol set（109/113＝96.5％）と
　　　　　　　して解析した．研究プロトコールを遵守した per-protocol set（0.3％ FGF-2
　　　　　　　投与群：n＝108，溶剤投与群：n＝43，EMD 投与群：n＝109）集団を対
　　　　　　　象とした解析において，0.3％ FGF-2 投与群の 36 週後における骨増加量
　　　　　　　（1.927±1.3904 mm）は，対照群（溶剤投与群：0.676±1.0530 mm，EMD
　　　　　　　投与群：1.359±1.5306 mm）に比べて有意に多かった．そして，すべての研
　　　　　　　究計画を完遂した FAS（full analysis set；0.3％ FGF-2 投与群：n＝110，溶
　　　　　　　剤投与群：n＝43，EMD 投与群：n＝112）集団を対象とした解析において，
　　　　　　　0.3％ FGF-2 投与群の 36 週後における骨欠損の改善率（34.369±24.4158％）
　　　　　　　は，対照群（溶剤投与：13.301±20.6043％，EMD 投与群：23.286±25.111％）
　　　　　　　に比べて高かった．また，FAS 集団を対象とした解析により，0.3％ FGF-2
　　　　　　　投与群の 36 週後における臨床的アタッチメントゲイン（2.7±1.29 mm）
　　　　　　　が，対照群（溶剤投与群：1.7±1.39 mm，EMD 投与群：2.3±1.51 mm）
　　　　　　　に比べて多いことが示された．一方，PD や歯肉退縮量に関しては，FGF-2
　　　　　　　投与群と対照群との間に統計学的有意差を認めなかった．また，FGF-2 投
　　　　　　　与に関連した重篤な有害事象は確認されなかった．

結　　　　論：0.3％ FGF-2 投与は，プラセボや EMD の投与と比較して，骨縁下欠損部
　　　　　　　の歯槽骨および臨床的アタッチメントゲインを有意に増加させる．

4）北村正博，古市保志，藤井健男，川浪雅光，國松和司，島内英俊，山田　了，小方頼昌，
　　和泉雄一，伊藤公一，中川種昭，新井　高，山崎和久，吉江弘正，野口俊英，渋谷俊昭，
　　高柴正悟，栗原英見，永田俊彦，横田　誠，前田勝正，廣藤卓雄，坂上竜資，原　宜興，
　　野口和行，小笠原健文，村上伸也：歯周炎罹患歯に対する FGF-2 投与の長期的効果およ
　　び安全性の検討．日歯周誌，54：38-45，2012.

目　　　　　的：骨縁下欠損に対する FGF-2 投与の長期の予後と安全性を評価する．

研究デザイン：症例対照研究（ケースコントロール研究）

研 究 施 設：13 施設（大学附属の歯科病院）

対　　　　　象：深さ 3 mm 以上の 2 壁性または 3 壁性骨欠損が存在する歯周炎罹患部位を
　　　　　　　　対象とした KCB-1D（リグロス® 開発時の治験薬コード）探索的試験（第
　　　　　　　　Ⅱ相試験）に参加した被験者 79 名（79 部位）

介　　　　　入：【FGF-2 投与群】：0.03％投与群（19 部位），0.1％投与群（20 部位）および
　　　　　　　　0.3％投与群（20 部位）の対象部位に，フラップ手術時に各濃度の FGF-2
　　　　　　　　（溶剤：ハイドロキシプロピルセルロース）を投与する．
　　　　　　　　【対照群】：フラップ手術時に対象部位に溶剤のみを投与する（20 部位）．

評 価 項 目：主要評価項目：探索的試験（第Ⅱ相試験）における最終観察日から本研究
　　　　　　　　調査実施日までの期間（中央値 7.9 年間：168～3,150 日）に対象に生じた
　　　　　　　　歯周病の再発や進行にかかわる以下の①～⑥のイベント
　　　　　　　　①抜歯（治験薬投与部位を有する歯根の抜去を含む）
　　　　　　　　②歯周組織再生療法（EMD を用いた歯周組織再生療法，GTR 法など）
　　　　　　　　③歯周組織再生療法を除く歯周外科治療
　　　　　　　　④積極的な介入をした非外科的歯周治療（歯肉縁下の処置を目的としたス
　　　　　　　　　ケーリング・ルートプレーニング，局所抗菌薬投与など）
　　　　　　　　⑤その他，歯周炎の進行が原因となって生じた事象（上行性歯髄炎など）
　　　　　　　　⑥異常な歯周組織の治癒（歯肉増殖など）が疑われる所見

結　　　　　果：被験者 79 名のうち，25 名（31.6％）は転院などの理由で調査実施日まで
　　　　　　　　の診療情報の一部が得られず途中で調査が打ち切られた．残りの 54 名
　　　　　　　　（68.4％：0.03％ FGF 投与群 12 名，0.1％ FGF-2 投与群 16 名，0.3％ FGF-2
　　　　　　　　投与群 12 名，対照群 14 名）のうち，イベント発生被験者 14 名（17.7％：
　　　　　　　　0.03％ FGF-2 投与群 4 名，0.1％ FGF-2 投与群 3 名，0.3％ FGF-2 投与群 1
　　　　　　　　名，対照群 6 名），イベントに該当しない治療などの理由で 4 名（5.1％：
　　　　　　　　0.1％ FGF-2 投与群 3 名，0.3％ FGF-2 投与群 1 名）の調査が打ち切られ
　　　　　　　　た．最終的にイベント発生やイベントに該当しない治療の実施がなかった
　　　　　　　　調査期間満了被験者は 36 名（45.6％：0.03％ FGF 投与群 8 名，0.1％ FGF-2
　　　　　　　　投与群 10 名，0.3％ FGF-2 投与群 10 名，対照群 8 名）だった．
　　　　　　　　生存時間解析の結果，0.3％ FGF-2 投与群において，溶剤のみを投与した
　　　　　　　　対照群に比べてイベント発生までの期間に有意な延長が認められた（一般
　　　　　　　　化 Wilcoxon 検定：$p = 0.0345$）．また，研究の観察期間中に，対象部位に異
　　　　　　　　常な歯周組織の治癒（歯肉増殖など）が疑われる所見は認められなかった．

結　　　　　論：0.3％ FGF-2 投与群は，プラセボ投与群と比較して，長期の良好な予後と
　　　　　　　　安全性を示した．

6. エビデンスプロファイル

CQ3　骨縁下欠損に対する FGF-2 を用いた歯周組織再生療法は，フラップ手術よりも推奨されますか？

| 研究数 | 研究デザイン | 確実性の評価 | | | | | 患者数 | | 効果 | | エビデンスの確実性 | 重要性 |
		バイアスのリスク	非直接性	非一貫性	不精確性	その他の検討	介入群	対照群	オッズ比（95%CI）	平均値差（95%CI）		
骨欠損の改善率（エックス線の骨レベルの改善量）（%）：観察期間 36 週												
4	ランダム化比較試験	深刻ではない	深刻ではない	深刻ではない	深刻ではない	評価せず	390	222	—	−22.03 [−26.49, −17.58]	強	重大
臨床的アタッチメントゲイン（mm）：観察期間 36 週												
4	ランダム化比較試験	深刻ではない	深刻ではない	深刻	深刻ではない	評価せず	394	229	—	−0.38 [−0.62, −0.13]	中	重大
PD の減少量（mm）：観察期間 36 週												
3	ランダム化比較試験	深刻ではない	深刻ではない	深刻ではない	深刻ではない	評価せず	339	169	—	0.00 [−0.25, 0.25]	強	重要
歯肉退縮量（mm）：観察期間 36 週												
3	ランダム化比較試験	深刻ではない	深刻ではない	深刻	深刻ではない	評価せず	337	168	—	0.35 [0.14, 0.57]	中	重要
術後の有害事象（発生数）：観察期間 36 週												
4	ランダム化比較試験	深刻ではない	深刻ではない	深刻ではない	深刻ではない	評価せず	256/404	136/234	1.05 [0.73, 1.52]	—	強	重要

CI：信頼区間

7. フォレストプロット

骨欠損の改善率（エックス線の骨レベルの改善量）（%）：観察期間 36 週

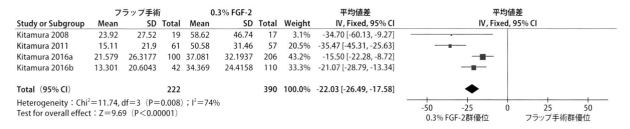

臨床的アタッチメントゲイン（mm）：観察期間 36 週

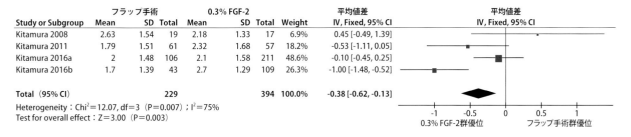

PD の減少量（mm）：観察期間 36 週

Study or Subgroup	フラップ手術 Mean	SD	Total	0.3% FGF-2 Mean	SD	Total	Weight	平均値差 IV, Fixed, 95% CI
Kitamura 2008	3.1	1.01415	19	3.53	1.5328568	17	8.4%	-0.43 [-1.29, 0.43]
Kitamura 2016a	2.8	1.376228	107	2.7	1.2455746	212	64.9%	0.10 [-0.21, 0.41]
Kitamura 2016b	3.2	1.34	43	3.3	1.45	110	26.7%	-0.10 [-0.58, 0.38]
Total（95% CI）			**169**			**339**	**100.0%**	**0.00 [-0.25, 0.25]**

Heterogeneity：Chi^2=1.53, df=2（P=0.47）; I^2=0%
Test for overall effect：Z=0.02（P=0.99）

平均値差 IV, Fixed, 95% CI
0.3% FGF-2群優位 ｜ フラップ手術群優位

歯肉退縮量（mm）：観察期間 36 週

Study or Subgroup	フラップ手術 Mean	SD	Total	0.3% FGF-2 Mean	SD	Total	Weight	平均値差 IV, Fixed, 95% CI
Kitamura 2008	0.21	1.704963	19	0.83	1.878084	17	3.2%	-0.62 [-1.80, 0.56]
Kitamura 2016a	0.8	1.02	106	0.6	1.17	211	71.0%	0.20 [-0.05, 0.45]
Kitamura 2016b	1.5	1.2	43	0.6	1.11	109	25.8%	0.90 [0.49, 1.31]
Total（95% CI）			**168**			**337**	**100.0%**	**0.35 [0.14, 0.57]**

Heterogeneity：Chi^2=10.74, df=2（P=0.005）; I^2=81%
Test for overall effect：Z=3.30（P=0.0010）

平均値差 IV, Fixed, 95% CI
0.3% FGF-2群優位 ｜ フラップ手術群優位

術後の有害事象（発生数）：観察期間 36 週

Study or Subgroup	フラップ手術 Events	Total	0.3% FGF-2 Events	Total	Weight	オッズ比 M-H, Fixed, 95% CI
Kitamura 2008	10	20	17	20	15.5%	0.18 [0.04, 0.80]
Kitamura 2011	14	63	11	58	16.3%	1.22 [0.50, 2.96]
Kitamura 2016a	82	108	156	215	45.9%	1.19 [0.70, 2.03]
Kitamura 2016b	30	43	72	111	22.2%	1.25 [0.59, 2.67]
Total（95% CI）		**234**		**404**	**100.0%**	**1.05 [0.73, 1.52]**
Total events	136		256			

Heterogeneity：Chi^2=5.90, df=3（P=0.12）; I^2=49%
Test for overall effect：Z=0.27（P=0.79）

オッズ比 M-H, Fixed, 95% CI
0.3% FGF-2群優位 ｜ フラップ手術群優位

8. 参考文献

1．科研製薬：リグロス®歯科用液セット　添付文書．2022 年 7 月改訂（第 6 版），2022.
2．科研製薬：リグロス®歯科用キット適正使用のお願い．2022 年 10 月.
3．北村正博，村上伸也：塩基性線維芽細胞増殖因子（FGF-2）製剤（リグロス®）の育薬に向けて．日歯医学誌，75：745-758，2023.
4．Takayama S, Murakami S, Miki Y, Ikezawa K, Tasaka S, Terashima A, Asano T, Okada H：Effects of basic fibroblast growth factor on human periodontal ligament cells. J Periodontal Res, 32：667-675, 1997.
5．Murakami S, Takayama S, Ikezawa K, Shimabukuro Y, Kitamura M, Nozaki T, Terashima A, Asano T, Okada H：Regeneration of periodontal tissues by basic fibroblast growth factor. J Periodontal Res, 34：425-430, 1999.
6．Murakami S：Periodontal tissue regeneration by signaling molecule(s)：what role does basic fibroblast growth factor（FGF-2）have in periodontal therapy? Periodontol 2000, 56：188-208, 2011.
7．Takayama S, Murakami S, Shimabukuro Y, Kitamura M, Okada H：Periodontal regeneration by FGF-2（bFGF）in primate models. J Dent Res, 80：2075-2079, 2001.
8．Murakami S, Takayama S, Kitamura M, Shimabukuro Y, Yanagi K, Ikezawa K, Saho T, Nozaki T, Okada H：Recombinant human basic fibroblast growth factor（bFGF）stimulates periodontal regeneration in class II furcation defects created in beagle dogs. J Periodontal Res, 38：97-103, 2003.
9．Kitamura M, Nakashima K, Kowashi Y, Fujii T, Shimauchi H, Sasano T, Furuuchi T, Fukuda M, Noguchi T, Shibutani T, Iwayama Y, Takashiba S, Kurihara H, Ninomiya M, Kido J, Nagata T, Hamachi T, Maeda K, Hara Y, Izumi Y, Hirofuji T, Imai E, Omae M, Watanuki M, Murakami S：Periodontal tissue regeneration using fibroblast growth factor-2：randomized controlled phase II clinical trial. PLoS One, 3：e2611, 2008.
10．Kitamura M, Akamatsu M, Machigashira M, Hara Y, Sakagami R, Hirofuji T, Hamachi T, Maeda K, Yokota M, Kido J, Nagata T, Kurihara H, Takashiba S, Sibutani T, Fukuda M, Noguchi T, Yamazaki K, Yoshie H, Ioroi K,

CQ 3　骨縁下欠損に対する FGF-2 を用いた歯周組織再生療法は，フラップ手術よりも推奨されますか？

Arai T, Nakagawa T, Ito K, Oda S, Izumi Y, Ogata Y, Yamada S, Shimauchi H, Kunimatsu K, Kawanami M, Fujii T, Furuichi Y, Furuuchi T, Sasano T, Imai E, Omae M, Yamada S, Watanuki M, Murakami S：FGF-2 stimulates periodontal regeneration：results of a multi-center randomized clinical trial. J Dent Res, 90：35-40, 2011.

11. Kitamura M, Akamatsu M, Kawanami M, Furuichi Y, Fujii T, Mori M, Kunimatsu K, Shimauchi H, Ogata Y, Yamamoto M, Nakagawa T, Sato S, Ito K, Ogasawara T, Izumi Y, Gomi K, Yamazaki K, Yoshie H, Fukuda M, Noguchi T, Takashiba S, Kurihara H, Nagata T, Hamachi T, Maeda K, Yokota M, Sakagami R, Hara Y, Noguchi K, Furuuchi T, Sasano T, Imai E, Ohmae M, Koizumi H, Watanuki M, Murakami S：Randomized Placebo-Controlled and Controlled Non-Inferiority Phase Ⅲ Trials Comparing Trafermin, a Recombinant Human Fibroblast Growth Factor 2, and Enamel Matrix Derivative in Periodontal Regeneration in Intrabony Defects. J Bone Miner Res, 31：806-814, 2016.

12. 科研製薬：リグロス®歯科用液セット市販直後調査の結果報告，2017.

13. 北村正博，古市保志，藤井健男，川浪雅光，國松和司，島内英俊，山田　了，小方頼昌，和泉雄一，伊藤公一，中川種昭，新井　髙，山崎和久，吉江弘正，野口俊英，渋谷俊昭，高柴正悟，栗原英見，永田俊彦，横田　誠，前田勝正，廣藤卓雄，坂上竜資，原　宜興，野口和行，小笠原健文，村上伸也：歯周炎罹患歯に対する FGF-2 投与の長期的効果および安全性の検討．日歯周誌，54：38-45，2012.

14. 沢田啓吾，北村正博，長谷川詩織，森本千晶，平井麻絵，今井　昂，川嵜公輔，橋本康樹，麻生桃子，辻井翔一，野田亜利紗，花田滉輔，政近健司，藤田翔子，鈴木美麻，八木寛子，池上久仁子，山本智美，森　健太，中村友美，小笹匡雄，北垣次郎太，岩山智明，柏木陽一郎，藤原千春，三木康史，竹立匡秀，山下元三，野崎剛徳，村上伸也：塩基性線維芽細胞増殖因子（FGF-2）製剤を用いた歯周組織再生療法の治療成績，日歯保存誌，63：219-227，2020.

CQ4 根分岐部病変に対する歯周組織再生療法（GTR法, EMD, FGF-2）は，フラップ手術よりも推奨されますか？

推奨

① GTR法：2度根分岐部病変に対して，吸収性膜を用いたGTR法を行うことを推奨する
＝（推奨の強さ「強い推奨」，エビデンスの確実性「中程度」）
② EMD：2度根分岐部病変に対して，EMDを用いた歯周組織再生療法を行うことを推奨する
＝（推奨の強さ「弱い推奨」，エビデンスの確実性「弱い」）
③ FGF-2：2度根分岐部病変に対して，FGF-2を用いた歯周組織再生療法を行わないことを推奨する
＝（推奨の強さ「弱い推奨」，エビデンスの確実性「非常に弱い」）

 注意

3度根分岐部病変に関しては，本CQを肯定的に支持する有効なエビデンスがないため，歯周組織再生療法を行わないことを強く推奨する＝（推奨の強さ「強い推奨」，エビデンスの確実性「非常に弱い」）.
FGF-2について，2度根分岐部病変への有効性を証明する研究がないことが推奨決定の主な理由であり，FGF-2の潜在的効果を否定するものではない.

1. 背景・目的

　歯周炎が複根歯の根間中隔部（根分岐部）に波及した場合を根分岐部病変といい，主に上顎大臼歯の隣接面と頬側面，下顎大臼歯の頬側と舌側，および低頻度で上顎小臼歯の隣接面に生じる．根分岐部病変の検査は，歯周プローブや根分岐部用プローブを用いて，エックス線画像やコーンビームCT画像を参考にしながら行い，進行度の評価には以下のLindhe & Nymanの分類[1]が一般に広く用いられている．
・1度：水平的な歯周組織破壊が歯の幅径の1/3以内.
・2度：水平的な歯周組織破壊が歯の幅径の1/3を超え，根分岐部をプローブが貫通しない.
・3度：水平的な歯周組織破壊が歯の幅径の1/3を超え，根分岐部をプローブが貫通する.
　2～3度根分岐部病変に罹患した歯は予後が悪い傾向にあり，将来のアタッチメントロスや歯の喪失率に大きな影響を及ぼすことが報告されている[2,3]．この理由として，根分岐部は複雑な解剖学的形態の問題から器具のアクセスが制限されるために，プラークコントロールのみならず歯周基本治療による治癒がきわめて難しいことがあげられる[4,5]．したがって，歯周外科治療による明視野下でのインスツルメンテーションが有効と考えられるが，通常のフラップ手術による効果もまた限定的であり，リスクがある2度以上の根分岐部病変が残存したまま，サポーティブペリオドンタルセラピーで管理することも少なくないのが現状であ

る[6]．そのため，根分岐部病変の治癒は歯周治療における長年の課題とされ，根分岐部を改善・閉鎖させることを目的とした歯周組織再生療法の応用が試みられてきた．

　CQ4 では，我が国での根分岐部病変への適用が想定される①吸収性膜を用いた GTR 法，②エナメルマトリックスデリバティブ（EMD），または③ FGF-2 による歯周組織再生療法が，フラップ手術よりも大きな効果を得られるかどうかを系統的に評価することを目的とする．

2．文献の抽出

　選択される論文は，以下の PICO を満たすものとした．
（P）Patients：根分岐部病変（Lindhe＆Nyman の分類 1，2，3 度）の診断を受けた患者
（I）Interventions：GTR 法，EMD または FGF-2 の単独での適用
（C）Comparisons：フラップ手術
（O）Outcomes：根分岐部の完全閉鎖，根分岐部の水平的深さの減少量，プロービングデプス（PD）の減少量，垂直的臨床的アタッチメントゲイン，骨増加量，歯肉退縮量

　歯周組織再生療法から少なくとも 6 か月経過後に再評価を行っているランダム化比較試験のみを対象とした．電子検索データベースとして PubMed を検索し，英語論文のみを選定した（最終検索日 2022 年 11 月 16 日）．#1 AND #2 AND #3 AND #4 で検索後，"Clinical Trial" または "Randomized Clinical Trial" でフィルターをかけた．さらに，GTR 法，EMD，FGF-2 を用いて再生療法を行った研究について，それぞれ #8，#12，#16 と組み合わせて検索した．最終的にこれらの文献ストラテジーから得られた論文リストより，タイトル，アブストラクト，および本文に基づいて本 CQ の選択基準を満たす論文を選択した．

　さらに，以下のジャーナルに対してハンドサーチを行ったが，追加の論文は得られなかった．：Journal of Clinical Periodontology，Journal of Periodontology，The International Journal of Periodontics and Restorative Dentistry，Journal of Periodontal Research.

Seq	Terms and strategy	hits
#1	"periodontal disease" [All Fields]	103,108
#2	"furcation" [All Fields] or "multi-rooted" [All Fields]	2,343
#3	"regenerative therapy" [All Fields] OR "regeneration" [All Fields]	393,054
#4	"humans" [MeSH Terms]	20,073,329
#5	#1 AND #2 AND #3 AND #4	487
#6	#1 AND #2 AND #3 AND #4 Filters : Clinical Trial	148
#7	#1 AND #2 AND #3 AND #4 Filters : Randomized Clinical Trial	121
#8	"guided tissue regeneration" [All Fields] OR "GTR" [All Fields]	9,624
#9	#5 AND #8	370
#10	#6 AND #8	117
#11	#7 AND #8	97
#12	"enamel matrix derivative" [All Fields] OR "emdogain" [All Fields]	1,561
#13	#5 AND #12	44
#14	#6 AND #12	11
#15	#7 AND #12	10
#16	"fibroblast growth factor-2" [All Fields] OR "FGF-2" [All Fields]	18,106
#17	#5 AND #16	6
#18	#6 AND #16	0
#19	#7 AND #16	0

3. エビデンスの要約

① 吸収性膜を用いた GTR 法

　7つのグループによるランダム化比較試験8件[7-14]が検索され，すべての論文で2度根分岐部病変（5件：下顎大臼歯[9,11-14]，3件：上下顎大臼歯[7,8,10]）を治療の対象としていた．このうち5件[7,8,11,13,14]は外科処置後最大6か月までの経過を，残りの3件[9,10,12]は12か月以上の経過を報告していた．メタアナリシスによるデータの統合を行うために，6か月目と12か月目における再評価時の歯周組織パラメーターが抽出され，最初に両観察期間を合わせて解析が行われた．その後，論文間で高い異質性や幅広い信頼区間による結果への影響が疑われた場合には，6か月と12か月でデータを分けて感度分析を行った．最終的に，垂直的臨床的アタッチメントゲインでは，高い異質性が検出された12か月目のデータを除外し，6か月目の検査値のみを統合した．主要評価項目である2度根分岐部病変の完全閉鎖については，3報の論文[10,12,13]でデータを利用可能であり，統合された結果は，フラップ手術よりも GTR 法で有意に優れていた（オッズ比0.12，95％信頼区間 [0.02, 0.70]）．一方で，根分岐部の部分閉鎖（2度から1度に改善など）は4報の論文[8-10,12]で評価され，GTR 法で根分岐部の部分閉鎖が生じやすい傾向を示していたが，論文ごとに改善の基準が異なっていたためメタアナリシスは行われなかった．根分岐部の水平的深さは，フラップ手術に比べて GTR 法で有意に減少しており，統合された治療間の平均値差は GTR 法で1.04 mm 改善する傾向を示した．同様に，PD の減少量，垂直的臨床的アタッチメントゲインおよび骨増加量は，フラップ手術よりも GTR 法で，それぞれ0.74 mm，1.06 mm および0.74 mm 有意に改善した．しかし，歯肉退縮量に対しては，フラップ手術と GTR 法の間で同等の変化量を認めた．

② EMD

　ランダム化比較試験3件[15-17]が検索された．このうち2報の論文は，Casarin（2008, 2010）ら[16,17]による同じ患者集団を対象とした研究であり，2008年の報告では15名を6か月間評価し，その後2010年の報告で12名を12か月と24か月までフォローアップしていた．本CQで評価した論文において，Chitsazi ら（2007）の論文[15]では，上顎大臼歯隣接面2度根分岐病変に対し EMD を用いた場合，根分岐部の水平的深さの減少と垂直的骨増加量でフラップ手術よりも有意な改善効果を示した．一方で，下顎2度根分岐病変を対象とした Casarin らの論文[16,17]では，いずれの臨床パラメーターにも両群間に統計学的有意差は認められなかったが，2度根分岐部病変から1度根分岐部病変への部分閉鎖率は EMD で優れていた．したがって，これらの2件のランダム化比較試験は上顎と下顎という処置部位の違いはあるものの，2度根分岐部病変に対する EMD の有効性を報告している．しかし，連続変数データ（根分岐部の水平的深さ，PD，垂直的臨床的アタッチメントゲインなど）については，Chitsaziらは，メタアナリシスに必要な標準偏差の値を論文上に記載しておらず，条件が一致する2件以上のランダム化比較試験が存在しないため，メタアナリシスを行えなかった．また，二値データである根分岐部の完全閉鎖に関して，2報の論文を対象としてメタアナリシスを実施可能であったが，フラップ手術に比べ EMD の有意な治癒効果を認めなかった（オッズ比0.22，95％信頼区間 [0.02, 2.12]）．EMD とフラップ手術の効果を比較したランダム化比較試験が少ない理由としては，先発で開発された GTR 法が2度根分岐部病変のゴールドスタンダードな歯周組織再生療法としてすでに確立されており，フラップ手術単独での治療を対照群に設定することが臨床的に制限を受けていた可能性が考えられる（CQ1参照）．そのため，EMD による根分岐部病変への治療効果をより正確に把握するためには，フラップ手術だけ

でなく，GTR法との比較研究の結果を合わせて評価する必要があるだろう（CQ5参照）．

③ FGF-2

　ランダム化比較試験，非ランダム化比較試験，観察研究のいずれの論文も存在せず，文献レビューおよびメタアナリシスは不可能であった．そこで，現在までに蓄積されたエビデンスを把握するために検索の条件をさらに広げたところ，根分岐部病変に対するFGF-2の単独適用を報告した3件の動物実験[18-20]と2件の症例報告[21,22]とが確認された．動物実験に関して，カニクイザルやビーグル犬の臼歯部に実験的に作成した2度根分岐部病変においては，フラップ手術時にゼラチン状担体を投与した対照部位と比べ，FGF-2投与部位で新生骨と新生セメント質の有意な増加を伴う歯周組織再生が生じたことが示されている[18,20]．また，FGF-2投与部位では，上皮の根尖側方向への増殖や骨性癒着，歯根吸収は観察されなかった．一方で，ビークル犬の臼歯部に惹起された3度根分岐部病変においては，FGF-2投与部位で，未投与部位よりも有意な新生セメント質と結合組織性付着の形成が認められたが，新生骨形成は限定的であった[19]．ただし，これらの動物実験で用いられた実験的根分岐部病変モデルは，歯槽骨とセメント質をスチールバーなどで人工的に除去して作成した骨欠損であり，細菌感染や慢性炎症を特徴とする歯周炎本来の病態とは異なることに注意が必要である．患者への臨床応用として，Ninomiyaらの症例報告[22]では，FGF-2の治験における第ⅡA相臨床試験において，52歳女性の骨縁下欠損と頬側2度根分岐部病変を伴う上顎右側第一大臼歯に対し，FGF-2を適用している．36週目のリエントリー手術時に欠損部位を直接観察したところ，近心骨欠損と根分岐部病変の歯周組織の改善と顕著な歯槽骨添加が確認された．また，Takayamaら[21]は，42歳女性の1・2壁性骨欠損と3度根分岐部病変を伴う下顎左側第一大臼歯，および2度根分岐部病変を伴う下顎左側第二大臼歯舌側にFGF-2単独による歯周再生療法を行ったところ，術後15か月でPDと臨床的アタッチメントレベル（CAL）に良好な改善が認められたことを報告している．下顎左側第二大臼歯の根分岐部病変部は完全閉鎖し，一方で下顎左側第一大臼歯の3度根分岐部病変は頬側1度・舌側2度に部分閉鎖するなど限定的な臨床効果を示した．したがって，根分岐部病変へのFGF-2適用に関する研究はまだ初期段階であり，今後はランダム化比較試験のようなエビデンスレベルが高い研究報告の蓄積が待たれる．

4. 推奨の解説

1）アウトカム全般に対するエビデンスの確実性はどうか？

① 吸収性膜を用いたGTR法

　重大なアウトカムとして，根分岐部の完全閉鎖は，報告論文数が3報[10,12,13]であり，対象患者数も比較的少ないため，エビデンスの確実性を「弱」とした．一方で，根分岐部の水平的深さの減少量では，バイアスリスクを除いて深刻な項目がないため，「強」と判定した．歯肉退縮量以外の他のアウトカムについても，GTR法が有意な改善を示したが，非一貫性や不精確性を考慮して，「弱」～「中」に位置付けた．したがって，これらを統合したアウトカム全般に関するエビデンスの確実性は「中程度」であった．

② EMD

　重大なアウトカムは根分岐部の完全閉鎖であり，メタアナリシス可能な唯一のデータであった．本アウトカムに有意な効果は認めらなかったが，2報の論文[15,16]から抽出された被験者数は介入群（EMD）と対照群（フラップ手術）で各25名であったため，サンプルサイ

ズ不足に起因して不精確性は［かなり深刻］であると判断した．また治療部位として，1報の論文は上顎大臼歯部隣接面[16]，もう1報は下顎大臼歯部頬側[15]を対象としており，上顎の根分岐部病変における再生療法の効果は一般的に低いとされるため，これらの部位の違いを同一視することは臨床的に考えにくいと考えて，非直接性を［深刻］とした．そのため，アウトカム全般に関するエビデンスの確実性は「弱」と決定された．

③ FGF-2

　本CQの選択基準を満たすランダム化比較試験，およびそれに準ずる論文が1報も存在しないため，評価を行うことができず，アウトカム全般に関するエビデンスの確実性を「非常に弱い」とした．

2）望ましい効果と望ましくない効果のバランスはどうか？

① 吸収性膜を用いたGTR法

　本CQで抽出した論文のうち，2グループによる研究3件[11-13]で術後の有害事象について記述している．Curyら[11,12]の研究では，GTR法を行った9部位中4部位（44%）で膜の露出が生じたが，露出部は4週間以内に自然消失し，それ以外の合併症は認められなかった．同様に，Bremmら[13]は，GTR膜の露出は10部位中1部位（10%）のみで，中程度の歯肉腫脹を除き他の合併症は生じなかったことを報告した．一方で，ヨーロッパ歯周病連盟が公表した根分岐部病変への歯周組織再生療法に関する臨床ガイドライン[23]では，レビューの対象となった吸収性膜の使用を含むランダム化比較試験20件のうち，7件で術後の有害事象が報告され，歯肉腫脹（13～50%）や術後疼痛（13～32%），排膿（6～29%），感染（8%），膜の露出（13%），膜の脱落（9%），および歯肉穿孔などの所見が認められたことを論じている．これらの有害事象の頻度は非吸収性膜に比べて，吸収性膜で低い傾向にあった．上記の結果から考察すると，根分岐部病変へのGTR法の適用においては一定の頻度で多様な有害事象が生じることが予測され，テクニックセンシティブな術式であると考えられる．しかしながら，こうした有害事象が生じた際には，経過観察，消毒，および抗菌薬の局所または全身投与によってほとんどの症例が改善可能であることも報告されている．したがって，GTR法がもたらす根分岐部の歯周組織改善効果を鑑みれば，望ましくない効果に比較して，十分に望ましい効果が上回っていると判断した．

② EMD

　解析対象となった研究3件[15-17]では，いずれも有害事象に関する記述はなかった．一方で，2度根分岐部病変に対するGTR法とEMDの効果を比較したJepsenら（2004）[24]の多施設研究では，患者アンケートによる記録を元に，術後1週間の無痛と無腫脹の頻度は，EMDでそれぞれ62%と44%，吸収性ポリ乳酸膜を用いたGTR法で12%と6%であり，GTR法よりもEMDで不快症状が少なかったことを報告している．そのため，現在のところ，根分岐部病変におけるEMDの有害事象は明確でなく，また限定的ではあるものの歯周組織を改善させることを示す複数のエビデンスがあることから，望ましい効果は十分に得られると考えられる．

③ FGF-2

　FGF-2製剤（商品名：リグロス®）の製造販売元である科研製薬株式会社が公開しているパンフレット『適正使用のお願い』では，重要な潜在的リスクとして，「投与部位における悪性腫瘍の増殖および転移促進」と「投与部位近傍の組織の過剰増生」が紹介されている．特に，組織の過剰増生に関連する副作用については，FGF-2を使用した外科手術後に硬結，肥

厚，腫瘤などが生じた症例があり，一部は組織増生への対応に侵襲的治療を要する状態であったとのことである．その原因として，FGF-2が投与部位近傍の歯槽粘膜下および頬粘膜下に流れ込んだことがあげられ，下顎第二大臼歯頬側部など付着歯肉幅の狭い部位，減張切開や歯肉歯槽粘膜境を越える縦切開を行った部位への使用に注意を促している．この点において，根分岐部病変に歯周組織再生療法を実施する際には，根分岐部を確実に被覆する必要性から，歯肉弁の歯冠側移動を目的として減張切開や縦切開を選択する場面が多く想定される．また，下顎大臼歯部頬側における根分岐部への治療的アプローチも容易に起こり得るケースであろう．そのため，現状では根分岐部病変に対するFGF-2の臨床的有効性を示すエビデンスがないことも合わせて判断すると，望ましい効果と望ましくない効果のバランスは不確実と考えた．

3）直接的コストはどうか？
① 吸収性膜を用いたGTR法

使用するGTR膜の種類によっては保険適用であり，吸収性膜を用いた場合には，一次手術に対して1歯840点（2022年現在）の診療報酬点数が算定される．材料費は別算定となるため，実質的な患者負担額は数千円から約1万5,000円である．一方で，保険適用外のGTR膜を用いた場合には全額患者負担となるため，数万円の治療費となる．

② EMD

適用部位にかかわらずEMDの使用は保険適用外であり，自由診療で行われる．材料費は最小容量のカートリッジ1本（0.15 mL）が約1万5,000円で，これに技術料が加算される．そのため，患者負担額は歯科医院によって異なるが，数万円である．

③ FGF-2

一般的に根分岐部病変への使用が想定されていないため，コンセンサスの取れた治療コストを設定するのは難しい．保険適用外の自由治療として行う場合は，薬剤料が約2万円（600 μg/2.0 mL）であるため，GTR法やEMDと同様に，数万円の患者負担が生じると推定される．

4）患者の価値観や意向はどうか？
① 吸収性膜を用いたGTR法

GTR法は，根分岐部病変の歯周組織再生療法として現在最もエビデンスの確実性が高い術式であり，2～3度根分岐部病変の歯の喪失リスクが高いことからも，根分岐部の完全または部分閉鎖によって複根歯の長期予後を向上させる有効な選択肢である．また，術後の有害事象として術後の膜の露出や疼痛などが報告されているが，ほとんどのケースは経過観察や服薬によって短期的に改善する．そのため，患者にとって，本術式によってもたらされる治療効果は，フラップ手術に加えてGTR法に要する処置時間やコストを十分に越える価値があると考えられる．

② EMD

EMDに関して，フラップ手術と直接比較したランダム化比較試験が少ないために，本CQでのエビデンスの確実性は弱い．しかし，下顎2度根分岐部病変におけるEMDとGTR法の治療効果を比べた多施設研究[24-26]では，両者は同等の有効性を示したことを報告している．また，前述したように，EMDはGTR法よりも患者の不快感が少ない傾向があり，術式もフラップ手術を行う際に歯根面にEMDを塗布するのみであるため比較的簡便で，患者の身体

的負担は少ないと考えられる．注意すべき点として，日本における医療機器添付文書では，EMD の使用目的を「垂直性骨欠損（根分岐部を除く）への適用」と明記しており，現在のところ EMD の適応症に根分岐部病変は含まれていないため，事前に患者の理解を得て慎重に実施する必要がある．加えて，EMD は幼若ブタ歯胚から生成したエナメルマトリックスタンパク質を主成分としているため，患者の宗教的・文化的背景によっては，動物由来の材料を用いることへの価値観が大きく変動する可能性があることに留意するべきだろう．

③ FGF-2

　現状では，根分岐部病変に対する FGF-2 の使用を支持するエビデンスがなく，患者報告に基づく有害事象やコスト面の価値観に関する情報も不足しているため，正確な評価は困難である．

5) ワーキンググループ会議：推奨の方向と強さの判定
① 吸収性膜を用いた GTR 法

　すべてのワーキンググループ委員が「2 度根分岐部病変に対して，吸収性膜を用いた GTR 法を行うことを推奨する＝（推奨の強さ「強い推奨」，エビデンスの確実性「中程度」)」を支持した．

② EMD

　すべてのワーキンググループ委員が「2 度根分岐部病変に対して，EMD を用いた歯周組織再生療法を行うことを推奨する＝（推奨の強さ「弱い推奨」，エビデンスの確実性「弱い」)」を支持した．

③ FGF-2

　すべてのワーキンググループ委員が「FGF-2（リグロス®）：2 度根分岐部病変に対して，FGF-2 を用いた歯周組織再生療法を行わないことを推奨する＝（推奨の強さ「弱い推奨」，エビデンスの確実性「非常に弱い」)」を支持した．

5．エビデンスとして採用した主要な論文の構造化抄録

① 吸収性膜を用いた GTR 法
1) Wang HL, O'Neal RB, Thomas CL, Shyr Y, MacNeil RL：Evaluation of an absorbable collagen membrane in treating Class II furcation defects. J Periodontol, 65：1029-1036, 1994.

目　　　的：ウシアキレス腱由来の I 型コラーゲン吸収性膜を用いた GTR 法が，下顎大臼歯の 2 度根分岐部病変に及ぼす効果を評価する．
研究デザイン：ランダム化比較試験，スプリットマウス，盲検化の有無は記載なし
研 究 施 設：The School of Dentistry, The University of Michigan, USA
対　　　象：重度慢性歯周炎と診断され，下顎大臼歯に臨床的アタッチメントロス≧6 mm を伴う 2 度根分岐部病変 2 部位を両側性に有する患者 12 名（男性6 名，女性 6 名，年齢 32〜68 歳）．被験者は全身的に健康で，過去 6 か月以内に抗菌薬の服用がなく，12 か月以内に歯周外科治療を受けていない者が選択された．
介　　　入：両側根分岐部病変が以下 2 群にコイントスで無作為に割り当てられた．

　　　　　　　　　　【試験側（n＝12）】：フラップ手術＋ウシ吸収性コラーゲン膜の設置
　　　　　　　　　　【対照側（n＝12）】：フラップ手術単独
　　　　　　　　　　すべての患者は，術後にドキシサイクリン 100 mg/日が 2 週間処方され，
　　　　　　　　　　0.12％クロルヘキシジンで 6 週間含嗽するように指示された．術後 7 日か
　　　　　　　　　　ら 10 日目に抜糸を行った．
　　評 価 項 目：ベースライン時，外科処置後 2，4，6，12 か月目のリエントリー手術時
　　　　　　　　　　に，PD，歯肉退縮量が計測された．また，外科処置時とリエントリー手
　　　　　　　　　　術時に追加の臨床検査として，CAL，ステントから骨欠損底部の距離
　　　　　　　　　　（SB），骨頂部から欠損底部の距離（CB），頬舌的および近遠心的な骨欠
　　　　　　　　　　損幅が評価された．
　　結　　　　果：対照側と試験側の両方が，ベースライン時と比較して，12 か月のリエン
　　　　　　　　　　トリー手術時に PD，CAL，SB，および CB の有意な改善を示した．対照
　　　　　　　　　　側と試験側の間で PD，CAL，歯肉退縮量，骨欠損幅，動揺度に有意差は
　　　　　　　　　　ないが，吸収性膜による治療部位では，リエントリー手術時に SB（試験
　　　　　　　　　　群：2.50±0.38 mm vs 対照群：1.50±0.26 mm）および CB（試験群：2.83
　　　　　　　　　　±0.41 mm vs 対照群：1.50±0.26 mm）の有意に高い骨増加量を示した．
　　　　　　　　　　また，試験側では術前と比較して，リエントリー手術時に，根分岐部にお
　　　　　　　　　　ける 2.04±0.43 mm の水平的骨再生と 3.91±0.88 mm の骨欠損部の改善が
　　　　　　　　　　有意に認められた．本研究ではいずれの群においても異物反応は観察され
　　　　　　　　　　なかった．
　　結　　　　論：吸収性膜を用いた GTR は，2 度根分岐部病変の治療において有益な効果
　　　　　　　　　　をもたらす可能性が示された．

2）Yukna CN, Yukna RA：Multi-center evaluation of bioabsorbable collagen membrane for guided tissue regeneration in human Class Ⅱ furcations. J Periodontol, 67：650-657, 1996.

　　目　　　　的：下顎大臼歯の 2 度根分岐部病変に対し，ウシ腱由来Ⅰ型吸収性コラーゲン
　　　　　　　　　　膜を GTR 法に用いる臨床的効果を検討する．
　　研究デザイン：7 施設でのマルチセンター研究
　　　　　　　　　　ランダム化比較試験，スプリットマウス，盲検化の有無は記載なし
　　研 究 施 設：University of Pittsburgh（UP），University of Missouri at Kansas City
　　　　　　　　　　（UMKC），Creighton University（CU），University of Michigan（UMi），
　　　　　　　　　　University of Manitoba（UMa），Tufts University（TU），National Naval
　　　　　　　　　　Dental Center（NNDC）
　　対　　　　象：2 部位の 2 度根分岐部病変を有する患者 59 名（女性 30 名，男性 29 名，平
　　　　　　　　　　均年齢 46.8 歳）．選択基準についての詳細な記載なし．
　　介　　　　入：59 組の根分岐部病変が施設ごとに無作為に割り当てられた．
　　　　　　　　　　・4 施設（UP，UMKC，CU，UMi）
　　　　　　　　　　【DEBR 群（n＝27）】：Open flap debridement（OFD）単独
　　　　　　　　　　【COLL 群（n＝27）】：OFD＋ウシ吸収性コラーゲン膜の設置

・3施設（UMa，TU，NNDC）

【DEBR群（n＝32）】：Open flap debridement（OFD）単独

【ePTFE群（n＝32）】：OFD＋ePTFE膜の設置

患者は，術後6か月から12か月（平均11.1か月）で，再評価と外科的リエントリー手術が行われるまで，3か月ごとにメインテナンスを受けた．

評　価　項　目：ベースライン時と再評価時に，軟組織（歯肉辺縁の位置，垂直的PD，水平的PD）と硬組織（歯槽骨頂の位置，垂直的欠損深さ，根分岐部の水平的欠損深さ）の固定基準点（セメント-エナメル境またはステント）からの距離がプローブで測定された．

結　　　　　果：多変量解析により，施設-治療相互作用（施設間差が治療効果に及ぼす影響）は認められなかった．COLL群はDEBR群と比較して，垂直方向の骨増加量（COLL：1.7±1.6 mm vs DEBR：0.8±1.5 mm），骨欠損の改善率（COLL：65.7±31.7% vs DEBR：42.4±34.6 mm），および水平方向の根分岐部骨増加量（COLL：2.0±1.7 mm vs DEBR：1.1±2.0 mm）で良好な結果を示した．COLL群とePTFE群の根分岐部骨増加量を患者間で比較したところ，差は認められなかった．COLL群とePTFE群はともに約50%の割合で臨床的な根分岐部病変を改善した（DEBR群では7%）．臨床的な根分岐部完全閉鎖はCOLLで8件，ePTFEで1件であった．

結　　　　　論：吸収性膜は2度根分岐部病変において概して良好な臨床結果をもたらし，DEBR単独より優れているように思われた．

3) Cury PR, Sallum EA, Nociti FH Jr, Sallum AW, Jeffcoat MK：Long-term results of guided tissue regeneration therapy in the treatment of class Ⅱ furcation defects：a randomized clinical trial. J Periodontol, 74：3-9, 2003.

目　　　　　的：下顎大臼歯の2度根分岐部病変に対して吸収性膜を用いたGTR法を行い，その結果を24か月間にわたって評価する．

研究デザイン：ランダム化比較試験，スプリットマウス，検査者の盲検化

研　究　施　設：The Graduate Clinic of the School of Dentistry at Piracicaba-UNICAMP, Brazil

対　　　　　象：慢性歯周炎と診断され，下顎大臼歯に2つの同程度の2度根分岐部病変を有する患者9名（女性7名，男性2名，平均年齢45歳）．被験者は非喫煙者で，全身疾患がなく，薬剤の服用がない者が選択された．
また，最低2 mmの角化組織を有する生活歯のみを対象とし，合計18部位の根分岐部病変が治療された．

介　　　　　入：【GTR群（n＝9）】：open flap debridement（OFD）時に，吸収性ポリ乳酸膜を根分岐部と欠損部歯槽骨を覆うように設置した．
【OFD群（n＝9）】：膜の設置をせず，GTR群と同様にOFDを行った．
膜露出がある場合は，0.2%クロルヘキシジンゲルを1日2回塗布した．縫合糸は術後14日目に除去され，患者は専門的な予防処置と口腔衛生強化のために最初の6か月は2週間ごと，その後18か月は3か月ごとのメイ

　　　　　　　　ンテナンスを受けた.
評 価 項 目：ベースライン時（外科処置直前），外科処置後 6，12，18，24 か月目に臨床パラメーター〔歯肉炎指数（GI），プラーク指数（PI），垂直的 CAL，水平的 CAL，歯肉退縮量，PD，根分岐部病変の程度〕が計測された. また臨床的計測と同時点で，標準化エックス線画像を撮影し，コンピュータを用いて骨量の変化をデジタル画像解析にて算出した.
結　　　　果：研究期間中に PD の有意な減少が GTR 群と対照群の両方で認められたが，群間差はいずれの検査時点においても有意でなかった. また，垂直的 CAL の群内・群間差もなかった. 一方で，GTR 群の水平的 CAL は，対照群と比較して，6 か月（GTR：2.27 ± 2.21 mm vs OFD：1.01 ± 1.21 mm），および 12，18，24 か月で有意な改善が認められた. GTR 群では，2 部位が完全閉鎖，1 部位が 1 度に移行し，1 歯が歯根吸収により喪失した. 対照群では，24 か月間で 2 部位の欠損が 3 度に進行した. 6 か月後と比較すると，24 か月後に GTR 群で有意な骨量増加が観察された.
結　　　　論：吸収性膜を用いた GTR 法は，一部の根分岐部病変を完全閉鎖させる可能性と経時的な安定性を伴い，より大きな水平方向の臨床的アタッチメントゲインに寄与する可能性がある. しかし，垂直的 CAL や骨量のような垂直性のパラメーターについては技術的な限界を示した.

② EMD

1）Chitsazi MT, Mostofi Zadeh Farahani R, Pourabbas M, Bahaeddin N：Efficacy of open flap debridement with and without enamel matrix derivatives in the treatment of mandibular degree Ⅱ furcation involvement. Clin Oral Investig, 11：385-389, 2007.

目　　　　的：根分岐部病変の管理における，フラップ手術と EMD の併用およびフラップ手術単独の治療による有効性を評価する.
研究デザイン：ランダム化比較試験，スプリットマウス，評価者の盲検化
研 究 施 設：Tabriz University of Medical Sciences, Tabriz, Iran
対　　　　象：下顎大臼歯に 2 級（Glickman の分類）根分岐部病変 2 部位を対側性に有する健康な非喫煙者 10 名（女性 7 名，男性 3 名，平均年齢 40 歳）.
　　　　　　　歯周組織に影響を及ぼす可能性のある全身疾患，過去 6 か月以内の抗菌薬服用，被験歯の歯肉側 1/3 に修復物がある場合，喫煙者，および妊婦は除外された.
介　　　　入：外科処置前に口腔衛生指導とスケーリングルートプレーニングが行われた. 両側根分岐部病変がコイントスにより 2 群へ無作為に割り当てられ，以下の処置が行われた.
　　　　　　　【OFD 群（n＝10）】：open flap debridement（OFD）
　　　　　　　【EMD 群（n＝10）】：open flap debridement（OFD）＋24% EDTA ＋ EMD
　　　　　　　2 つの治療は 3 週間の間隔を空けて行われ，術後最初の 1 週間は毎週，その後の 6 か月までは毎月 1 回，患者は診察を受けた.
評 価 項 目：ベースライン時と外科処置後 6 か月目のリエントリー手術時に，臨床的 PD，垂直的 CAL および水平的 CAL，歯肉辺縁の位置が計測された. ま

た，ベースライン時とリエントリー手術時の外科処置中に，骨欠損部の水平的 PD，骨頂の垂直深度（V-DBC），骨欠損底の垂直深度（V-DBD）および骨縁下欠損の長さが記録された．

結　　果：軟組織パラメーターのうち，6 か月時の臨床的 PD，垂直的 CAL，および水平的 CAL は，ベースライン時に比べて両群で有意に減少した．しかし，群間比較では水平的 CAL の獲得のみが OFD 群より EMD 群で有意に増加していた（ベースラインから 6 か月の変化量＝OFD：0.6 mm vs EMD：1.9 mm）．一方で，硬組織パラメーターでは，両群で水平的 PD と V-DBD の有意な減少がみられたが，OFD 群に比べ EMD 群で，骨欠損の水平方向（水平的 PD の変化量＝OFD：0.8 mm vs EMD：2.0 mm）および垂直方向（V-DBD＝OFD：0.85 mm vs EMD：1.25 mm）の改善が有意に促進された．

結　　論：EMD を併用することで，下顎 2 級根分岐部病変の管理におけるフラップ手術の治療効率を高めることができると考えられる．

2）Casarin RC, Ribeiro Edel P, Nociti FH Jr, Sallum AW, Ambrosano GM, Sallum EA, Casati MZ：Enamel matrix derivative proteins for the treatment of proximal class II furcation involvements：a prospective 24-month randomized clinical trial. J Clin Periodontol, 37：1100-1109, 2010.

目　　的：フラップ手術と EMD の併用で治療した隣接面根分岐部病変を 24 か月間経過観察し，その反応性を評価する．

研究デザイン：ランダム化比較試験，三重盲検法，スプリットマウス

研 究 施 設：The State University of Campinas, Piracicaba, Brazil.

対　　象：慢性歯周炎と診断され，上顎大臼歯に左右対側性 1 対の 2 度根分岐部病変〔PD≧5 mm かつプロービング時の出血（BOP）陽性〕を有する，全身的に健康な 35 歳以上の患者 12 名（女性 9 名，男性 3 名，平均年齢 52.6 歳）．過去 3 か月以内の抗菌薬服用者，6 か月以内に歯周治療を受けた者，喫煙者などは除外された．被験者は過去の研究（Casarin ら，2008）で対象となった患者 15 名のうち，24 か月間のフォローアップを完了した者が選ばれた．

介　　入：全被験者に対し介入前の 6 か月間に口腔衛生指導が行われ，特に上顎隣接面の全顎的プラークスコア（FMPS）は 20% 以下に維持された．両側根分岐部病変がコイントスにより 2 群へ無作為に割り当てられ，以下の処置が行われた．
【対照群（n＝12）】：open flap debridement（OFD）＋24% EDTA
【試験群（n＝12）】：open flap debridement（OFD）＋24% EDTA＋EMD
術後は 0.12% クロルヘキシジンで 1 日 2 回の含嗽を指示し，縫合糸を 10 日目に除去した．

評 価 項 目：治療前（ベースライン時）と外科処置後 6，12，24 か月目に，歯肉辺縁の位置，PD，垂直的 CAL および水平的 CAL，根分岐部病変の閉鎖の有無

CQ 4　根分岐部病変に対する歯周組織再生療法（GTR 法，EMD，FGF-2）は，フラップ手術よりも推奨されますか？

　　　　　　　　　　が評価された.

結　　　果：ベースライン時に比べて 24 か月後では，PD は試験群で 1.9±1.6 mm，対照群で 1.0±1.3 mm 減少した．水平的 CAL は試験群が 1.4±0.9 mm，対照群が 0.7±1.3 mm 増加した．しかし追跡期間中，群間でこれらの臨床パラメーターに統計学的有意差はみられなかった．一方，24 か月時点で，2 度根分岐部病変の残存数は対照群の 10 部位に対して，試験群では 5 部位で有意に少なかった．さらに，1 度根分岐部病変または根分岐部閉鎖となった部位の数は，6 か月と 24 か月後ともに試験群のほうが優れ，24 か月の試験群では 1 度が 5 部位，根分岐部閉鎖が 2 部位に認められたが，対照群では 2 度から 1 度への改善を示したのは 2 部位のみであった.

結　　　論：隣接面根分岐部病変へ EMD を適用すると，治療 24 か月後に，OFD と比較して，残存する 2 度根分岐部病変の減少を促進することができる.

6. エビデンスプロファイル

　　CQ4　根分岐部病変に対する歯周組織再生療法（GTR 法，EMD，FGF-2）は，フラップ手術よりも推奨されますか？

① 吸収性膜を用いた GTR 法

研究数	確実性の評価						患者数		効果		エビデンスの確実性	重要性
	研究デザイン	バイアスのリスク	非直接性	非一貫性	不精確性	その他の検討	介入群	対照群	オッズ比(95%CI)	平均値差(95%CI)		
根分岐部の完全閉鎖：観察期間 6 か月と 12 か月												
3	ランダム化比較試験	深刻	深刻ではない	深刻ではない	深刻	深刻ではない	13/78 (16.7%)	0/46 (0%)	0.12 [0.02, 0.70]	—	弱	重大
根分岐部の水平的深さの減少量（mm）：観察期間 6 か月と 12 か月												
7	ランダム化比較試験	深刻	深刻ではない	深刻ではない	深刻ではない	深刻ではない	103	103	—	−1.04 [−1.35, −0.73]	強	重大
PD の減少量（mm）：観察期間 6 か月と 12 か月												
6	ランダム化比較試験	深刻	深刻ではない	深刻	深刻ではない	深刻ではない	92	92	—	−0.74 [−1.07, −0.41]	弱	重要
垂直的臨床的アタッチメントゲイン（mm）：観察期間 6 か月												
5	ランダム化比較試験	深刻	深刻ではない	かなり深刻	深刻	深刻ではない	64	64	—	−1.06 [−1.44, −0.68]	弱	重要
骨増加量（mm）（リエントリー手術時）：観察期間 6 か月と 12 か月												
3	ランダム化比較試験	深刻	深刻ではない	深刻ではない	深刻ではない	深刻ではない	53	53	—	−0.74 [−1.19, −0.29]	中	重要
歯肉退縮量（mm）：観察期間 6 か月と 12 か月												
6	ランダム化比較試験	深刻	深刻ではない	深刻ではない	深刻	深刻	92	92	—	0.05 [−0.16, −0.26]	弱	重要

CI：信頼区間

② EMD

研究数	確実性の評価						患者数		効果		エビデンスの確実性	重要性
	研究デザイン	バイアスのリスク	非直接性	非一貫性	不精確性	その他の検討	介入群	対照群	オッズ比(95%CI)	平均値差(95%CI)		
根分岐部の完全閉鎖：観察期間 6 か月												
2	ランダム化比較試験	深刻ではない	深刻	深刻ではない	かなり深刻	深刻ではない	3/25 (12%)	0/25 (0%)	0.22 [0.02, 2.12]	—	弱	重大

CI：信頼区間

③ FGF-2

本 CQ の選択基準を満たす論文がないため，エビデンスプロファイルは作成しなかった.

7. フォレストプロット

① 吸収性膜を用いた GTR 法

根分岐部の完全閉鎖：観察期間 6 か月と 12 か月

Study or Subgroup	フラップ手術 Events	フラップ手術 Total	GTR 法 Events	GTR 法 Total	Weight	オッズ比 M-H, Fixed, 95% CI
Bremm 2004	0	10	3	10	30.3%	0.10 [0.00, 2.28]
Cury 2003b	0	9	2	9	21.5%	0.16 [0.01, 3.81]
Yukna 1996	0	27	8	59	48.2%	0.11 [0.01, 1.98]
Total (95% CI)		46		78	100.0%	0.12 [0.02, 0.70]
Total events	0		13			

Heterogeneity：$Chi^2=0.04$, $df=2$ (P=0.98)；$I^2=0$%
Test for overall effect：Z=2.35 (P=0.02)

オッズ比 M-H, Fixed, 95% CI
GTR群優位 ／ フラップ手術群優位

根分岐部の水平的深さの減少量（mm）：観察期間 6 か月と 12 か月

Study or Subgroup	フラップ手術 Mean	SD	Total	GTR 法 Mean	SD	Total	Weight	平均値差 IV, Fixed, 95% CI
Balusubramanya 2012	1.37	1.12	11	1.54	1.04	11	12.1%	-0.17 [-1.07, 0.73]
Bremm 2004	2.1	1.22	10	2.48	1.15	10	9.1%	-0.38 [-1.42, 0.66]
Caton 1994	0	1.41	20	2.21	1.52	20	12.0%	-2.21 [-3.12, -1.30]
Cury 2003b	0.88	0.57	9	2.19	0.66	9	30.4%	-1.31 [-1.88, -0.74]
Paul 1992	0	0.96	14	0.86	0.86	14	21.7%	-0.86 [-1.54, -0.18]
Wang 1994	1.08	2.11	12	2.04	1.49	12	4.6%	-0.96 [-2.42, 0.50]
Yukna 1996	1.1	2	27	2	1.7	27	10.1%	-0.90 [-1.89, 0.09]
Total (95% CI)			103			103	100.0%	-1.04 [-1.35, -0.73]

Heterogeneity：$Chi^2=12.71$, $df=6$ (P=0.05)；$I^2=53$%
Test for overall effect：Z=6.48 (P<0.00001)

平均値差 IV, Fixed, 95% CI
GTR群優位 ／ フラップ手術群優位

PD の減少量（mm）：観察期間 6 か月と 12 か月

Study or Subgroup	フラップ手術 Mean	SD	Total	GTR 法 Mean	SD	Total	Weight	平均値差 IV, Fixed, 95% CI
Bremm 2004	2.17	0.79	10	3.07	0.96	10	18.2%	-0.90 [-1.67, -0.13]
Caton 1994	1.8	2.32	20	4.21	1.26	20	8.1%	-2.41 [-3.57, -1.25]
Cury 2003a	2.51	1.69	9	1.67	1.38	9	5.3%	0.84 [-0.59, 2.27]
Paul 1992	0.86	0.77	14	1.5	0.76	14	33.7%	-0.64 [-1.21, -0.07]
Wang 1994	1.92	0.67	12	2.84	1.42	12	13.7%	-0.92 [-1.81, -0.03]
Yukna 1996	1.3	1.4	27	1.7	1.3	27	20.9%	-0.40 [-1.12, 0.32]
Total (95% CI)			92			92	100.0%	-0.74 [-1.07, -0.41]

Heterogeneity：$Chi^2=14.02$, $df=5$ (P=0.02)；$I^2=64$%
Test for overall effect：Z=4.41 (P<0.0001)

平均値差 IV, Fixed, 95% CI
GTR群優位 ／ フラップ手術群優位

CQ 4　根分岐部病変に対する歯周組織再生療法（GTR 法，EMD，FGF-2）は，フラップ手術よりも推奨されますか？

垂直的臨床的アタッチメントゲイン（mm）：観察期間 6 か月

Study or Subgroup	フラップ手術			GTR 法			Weight	平均値差 IV, Fixed, 95% CI	平均値差 IV, Fixed, 95% CI
	Mean	SD	Total	Mean	SD	Total			
Balusubramanya 2012	1.09	0.94	11	2.18	0.6	11	33.1%	-1.09 [-1.75, -0.43]	
Bremm 2004	1.61	0.87	10	2.39	1.12	10	18.6%	-0.78 [-1.66, 0.10]	
Caton 1994	0.77	1.75	20	3.6	1.12	20	17.4%	-2.83 [-3.74, -1.92]	
Cury 2003a	1.16	0.98	9	0.62	1.43	9	11.2%	0.54 [-0.59, 1.67]	
Paul 1992	1	1.61	14	1.64	0.27	14	19.7%	-0.64 [-1.50, 0.22]	
Total（95% CI）			64			64	100.0%	-1.06 [-1.44, -0.68]	

Heterogeneity：Chi^2=23.51, df=4（P=0.0001）; I^2=83%
Test for overall effect：Z=5.49（P<0.00001）

GTR群優位　　フラップ手術群優位

骨増加量（mm）（リエントリー手術時）：観察期間 6 か月と 12 か月

Study or Subgroup	フラップ手術			GTR 法			Weight	平均値差 IV, Fixed, 95% CI	平均値差 IV, Fixed, 95% CI
	Mean	SD	Total	Mean	SD	Total			
Paul 1992	0.35	0.84	14	0.71	0.91	14	48.1%	-0.36 [-1.01, 0.29]	
Wang 1994	1.5	0.9	12	2.83	1.42	12	22.4%	-1.33 [-2.28, -0.38]	
Yukna 1996	0.8	1.5	27	1.7	1.6	27	29.6%	-0.90 [-1.73, -0.07]	
Total（95% CI）			53			53	100.0%	-0.74 [-1.19, -0.29]	

Heterogeneity：Chi^2=2.94, df=2（P=0.23）; I^2=32%
Test for overall effect：Z=3.21（P=0.001）

GTR群優位　　フラップ手術群優位

歯肉退縮量（mm）：観察期間 6 か月と 12 か月

Study or Subgroup	フラップ手術			GTR 法			Weight	平均値差 IV, Fixed, 95% CI	平均値差 IV, Fixed, 95% CI
	Mean	SD	Total	Mean	SD	Total			
Bremm 2004	0.56	0.45	10	0.67	0.58	10	21.5%	-0.11 [-0.56, 0.34]	
Caton 1994	0.67	0.59	20	0.5	0.59	20	33.3%	0.17 [-0.20, 0.54]	
Cury 2003b	1.4	0.63	9	1.4	0.6	9	13.8%	0.00 [-0.57, 0.57]	
Paul 1992	0.07	0.73	14	0.14	0.66	14	16.8%	-0.07 [-0.59, 0.45]	
Wang 1994	1.08	1.25	12	0.83	1	12	5.4%	0.25 [-0.66, 1.16]	
Yukna 1996	0.8	1.4	27	0.6	1.2	27	9.2%	0.20 [-0.50, 0.90]	
Total（95% CI）			92			92	100.0%	0.05 [-0.16, 0.26]	

Heterogeneity：Chi^2=1.49, df=5（P=0.91）; I^2=0%
Test for overall effect：Z=0.49（P=0.62）

GTR群優位　　フラップ手術群優位

② EMD
根分岐部の完全閉鎖：観察期間 6 か月

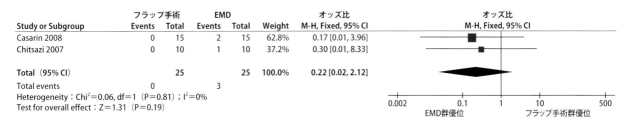

Study or Subgroup	フラップ手術		EMD		Weight	オッズ比 M-H, Fixed, 95% CI	オッズ比 M-H, Fixed, 95% CI
	Events	Total	Events	Total			
Casarin 2008	0	15	2	15	62.8%	0.17 [0.01, 3.96]	
Chitsazi 2007	0	10	1	10	37.2%	0.30 [0.01, 8.33]	
Total（95% CI）		25		25	100.0%	0.22 [0.02, 2.12]	
Total events	0		3				

Heterogeneity：Chi^2=0.06, df=1（P=0.81）; I^2=0%
Test for overall effect：Z=1.31（P=0.19）

EMD群優位　　フラップ手術群優位

③ FGF-2

本 CQ の選択基準を満たす論文がないため，メタアナリシスは行われなかった．

8. 参考文献

1. Hamp SE, Nyman S, Lindhe J : Periodontal treatment of multirooted teeth. Results after 5 years. J Clin Periodontol, 2 : 126-135, 1975.
2. Johansson KJ, Johansson CS, Ravald N : The prevalence and alterations of furcation involvements 13 to 16 years after periodontal treatment. Swed Dent J, 37 : 87-95, 2013.
3. Salvi GE, Mischler DC, Schmidlin K, Matuliene G, Pjetursson BE, Bragger U, Lang NP : Risk factors associated with the longevity of multi-rooted teeth. Long-term outcomes after active and supportive periodontal therapy. J Clin Periodontol, 41 : 701-707, 2014.
4. Fleischer HC, Mellonig JT, Brayer WK, Gray JL, Barnett JD : Scaling and root planing efficacy in multirooted teeth. J Periodontol, 60 : 402-409, 1989.
5. Tomasi C, Leyland AH, Wennstrom JL : Factors influencing the outcome of non-surgical periodontal treatment : a multilevel approach. J Clin Periodontol, 34 : 682-690, 2007.
6. Dommisch H, Walter C, Dannewitz B, Eickholz P : Resective surgery for the treatment of furcation involvement : A systematic review. J Clin Periodontol, 47 Suppl 22 : 375-391, 2020.
7. Paul BF, Mellonig JT, Towle HJ 3rd, Gray JL : Use of a collagen barrier to enhance healing in human periodontal furcation defects. Int J Periodontics Restorative Dent, 12 : 123-131, 1992.
8. Caton J, Greenstein G, Zappa U : Synthetic bioabsorbable barrier for regeneration in human periodontal defects. J Periodontol, 65 : 1037-1045, 1994.
9. Wang HL, O'Neal RB, Thomas CL, Shyr Y, MacNeil RL : Evaluation of an absorbable collagen membrane in treating Class Ⅱ furcation defects. J Periodontol, 65 : 1029-1036, 1994.
10. Yukna CN, Yukna RA : Multi-center evaluation of bioabsorbable collagen membrane for guided tissue regeneration in human Class Ⅱ furcations. J Periodontol, 67 : 650-657, 1996.
11. Cury PR, Jeffcoat MK, Sallum AW, Cafesse R, Nociti Junior FH, Sallum EA : Clinical and radiographic evaluation of guided tissue regeneration in the treatment of class Ⅱ furcation defects. A randomized clinical trial. Am J Dent, 16 Spec No : 13A-16A, 2003.
12. Cury PR, Sallum EA, Nociti FH Jr, Sallum AW, Jeffcoatt MK : Long-term results of guided tissue regeneration therapy in the treatment of class Ⅱ furcation defects : a randomized clinical trial. J Periodontol, 74 : 3-9, 2003.
13. Bremm LL, Sallum AW, Casati MZ, Nociti FH, Sallum EA : Guided tissue regeneration in Class Ⅱ furcation defects using a resorbable polylactic acid barrier. Am J Dent, 17 : 443-446, 2004.
14. Balusubramanya KV, Ramya R, Govindaraj SJ : Clinical and radiological evaluation of human osseous defects (mandibular grade ii furcation involvement) treated with bioresorbable membrane : vicryl mesh. J Contemp Dent Pract, 13 : 806-811, 2012.
15. Chitsazi MT, Mostofi Zadeh Farahani R, Pourabbas M, Bahaeddin N : Efficacy of open flap debridement with and without enamel matrix derivatives in the treatment of mandibular degree Ⅱ furcation involvement. Clin Oral Investig, 11 : 385-389, 2007.
16. Casarin RC, Del Peloso Ribeiro E, Nociti FH, Jr, Sallum AW, Sallum EA, Ambrosano GM, Casati MZ : A double-blind randomized clinical evaluation of enamel matrix derivative proteins for the treatment of proximal class-Ⅱ furcation involvements. J Clin Periodontol, 35 : 429-437, 2008.
17. Casarin RC, Ribeiro Edel P, Nociti FH, Jr, Sallum AW, Ambrosano GM, Sallum EA, Casati MZ : Enamel matrix derivative proteins for the treatment of proximal class Ⅱ furcation involvements : a prospective 24-month randomized clinical trial. J Clin Periodontol, 37 : 1100-1109, 2010.
18. Murakami S, Takayama S, Kitamura M, Shimabukuro Y, Yanagi K, Ikezawa K, Saho T, Nozaki T, Okada H : Recombinant human basic fibroblast growth factor (bFGF) stimulates periodontal regeneration in class Ⅱ furcation defects created in beagle dogs. J Periodontal Res, 38 : 97-103, 2003.
19. Saito A, Saito E, Kuboki Y, Kimura M, Nakajima T, Yuge F, Kato T, Honma Y, Takahashi T, Ohata N : Periodontal regeneration following application of basic fibroblast growth factor-2 in combination with beta tricalcium phosphate in class Ⅲ furcation defects in dogs. Dent Mater J, 32 : 256-262, 2013.
20. Takayama S, Murakami S, Shimabukuro Y, Kitamura M, Okada H : Periodontal regeneration by FGF-2(bFGF) in primate models. J Dent Res, 80 : 2075-2079, 2001.
21. Takayama SI, Murakami S : Efficacy of FGF-2 in Periodontal Regeneration in a Case of Severe Intrabony Defect and Furcation Involvement With 15-Month Follow-Up. Clin Adv Periodontics, 11 : 74-79, 2021.
22. Ninomiya M, Azuma T, Kido J, Murakami S, Nagata T : Successful Case of Periodontal Tissue Repair With Fibroblast Growth Factor-2 : Long-Term Follow-Up and Comparison to Enamel Matrix Derivative. Clinical Advances in Periodontics, 3 : 215-221, 2013.
23. Jepsen S, Gennai S, Hirschfeld J, Kalemaj Z, Buti J, Graziani F : Regenerative surgical treatment of furcation defects : A systematic review and Bayesian network meta-analysis of randomized clinical trials. J Clin Periodontol, 47 Suppl 22 : 352-374, 2020.
24. Jepsen S, Heinz B, Jepsen K, Arjomand M, Hoffmann T, Richter S, Reich E, Sculean A, Gonzales JR, Bodeker RH,

CQ 4　根分岐部病変に対する歯周組織再生療法（GTR 法，EMD，FGF-2）は，フラップ手術よりも推奨されますか？

Meyle J：A randomized clinical trial comparing enamel matrix derivative and membrane treatment of buccal Class II furcation involvement in mandibular molars. Part I：Study design and results for primary outcomes. J Periodontol, 75：1150-1160, 2004.
25. Hoffmann T, Richter S, Meyle J, Gonzales JR, Heinz B, Arjomand M, Sculean A, Reich E, Jepsen K, Jepsen S, Boedeker RH：A randomized clinical multicentre trial comparing enamel matrix derivative and membrane treatment of buccal class II furcation involvement in mandibular molars. Part III：patient factors and treatment outcome. J Clin Periodontol, 33：575-583, 2006.
26. Meyle J, Gonzales JR, Bodeker RH, Hoffmann T, Richter S, Heinz B, Arjomand M, Reich E, Sculean A, Jepsen K, Jepsen S：A randomized clinical trial comparing enamel matrix derivative and membrane treatment of buccal class II furcation involvement in mandibular molars. Part II：secondary outcomes. J Periodontol, 75：1188-1195, 2004.

CQ 5 骨縁下欠損または根分岐部病変に対する EMD を用いた歯周組織再生療法は，GTR 法よりも推奨されますか？

 推 奨

① 骨縁下欠損：GTR 法と比較して，EMD を用いた歯周組織再生療法を行うことを推奨する
　＝（推奨の強さ「弱い推奨」，エビデンスの確実性「弱い」）
② 根分岐部病変：GTR 法と比較して，EMD を用いた歯周組織再生療法を行うことを推奨する
　＝（推奨の強さ「弱い推奨」，エビデンスの確実性「非常に弱い」）

注 意

2 度根分岐部病変の改善に，GTR 法と比べた EMD の有効性は報告されているものの，本 CQ に合致するランダム化比較試験は 1 件のみである．そのためエビデンスの確実性は非常に弱い．
また，3 度根分岐部病変に関しては，本 CQ を肯定的に支持する有効なエビデンスがないため，歯周組織再生療法を行わないことを強く推奨する＝（推奨の強さ「強い推奨」，エビデンスの確実性「非常に弱い」）．

1．背景・目的

GTR 法と EMD の比較について

　GTR 法は，術式が複雑で時間・技術を要する．近年，GTR 法単独での施術頻度は減少している．エナメルマトリックスデリバティブ（EMD）を用いた歯周組織再生療法は GTR 法に比べて手術時間や侵襲が少なく複数歯にも応用しやすいため，適応症も広く頻繁に用いられている．CQ5 では，EMD を用いた歯周組織再生療法が，我が国での適用が想定される吸収性膜を用いた GTR 法よりも大きな効果を得られるかを系統的に評価する．

2．文献の抽出

　選択される論文は，以下の PICO を満たすものとした．
（P）Patients：骨縁下欠損もしくは根分岐部病変の診断を受けた患者
（I）Interventions：EMD を用いた歯周組織再生療法
（C）Comparisons：GTR 法による歯周組織再生療法
（O）Outcomes：プロービングデプス（PD）の減少量，臨床的アタッチメントゲイン，歯肉退縮量
　歯周組織再生療法から少なくとも 6 か月経過した後に再評価を行っているランダム化比較試験を対象とした．電子検索データベースとして PubMed を検索し，英語論文のみがレ

ビューの対象となった（最終検索日 2022 年 4 月 28 日）．#1 AND #2 で検索後，臨床比較研究のみに絞るため "Humans"，"Clinical Trial" または "Randomized Clinical Trial" でフィルターをかけた．これらの文献ストラテジーから得られた論文リストより，タイトル，アブストラクト，および本文に基づいて本 CQ の選択基準を満たす論文を選択した．

Seq	Terms and strategy	hits
#1	"emdogain"［All Fields］OR "enamel matrix derivative"［All Fields］OR "enamel matrix proteins"［All Fields］OR "dental enamel protein"［All Fields］OR "enamel protein"［All Fields］	1,531
#2	"GTR"［All Fields］OR "guided tissue regeneration"［All Fields］	8,701
#3	（#1）AND（#2）	317
#4	（#1）AND（#2）Filters：Humans	268
#5	（#1）AND（#2）Filters：Clinical Trial, Humans	72
#6	（#1）AND（#2）Filters：Randomized Clinical Trial, Humans	64

3.　エビデンスの要約

① 骨縁下欠損

　ランダム化比較試験 6 件[1-6] が検索された．1 報の論文[1] は，術後抗菌薬の投与の効果判定が主たる目的で，臨床パラメーターの比較がないためメタアナリシスの対象とならなかった．4 報の論文[2-5] は，Sculean（2001，2004，2006，2008）らによる報告であり，このうち 2001年[2] と 2006 年[3] の報告は同じ患者集団を対象としていた．2001 年の報告で 16 名を外科処置後 12 か月目と 48 か月目で評価し，2006 年の報告で 10 名を 96 か月までフォローアップしていた．2004 年[4] と 2008 年[5] の報告も同じ患者集団が対象で，2004 年の報告で 22 名を 12 か月と 60 か月で評価し，2008 年の報告で 20 名を 120 か月までフォローアップしていた．残りの 1 件[6] は 6 か月までの経過を報告していた．メタアナリシスによるデータの統合を行うために，6 か月，12 か月，48 か月，60 か月における再評価時の臨床パラメーターが抽出され，すべての観察期間を合わせて解析が行われた．次に短期間（6 か月，12 か月）と長期間（48か月，60 か月）での再評価時の臨床パラメーターに分けて感度分析を行った．いずれの解析においても高い異質性は検出されなかった．最終的に，3 報の論文[2,4,6] での臨床パラメーター（観察期間は 6 か月，48 か月，60 か月）を統合した．結果，臨床的アタッチメントゲイン，PD の減少量および歯肉退縮量いずれも EMD を用いた歯周組織再生療法は，GTR 法より有意な改善効果を示さなかった．

② 根分岐部病変

　ランダム化比較試験 3 件[7-9] が検索された．3 報の論文は，Jepsen（2004，2004，2006）らによる同じ患者集団を対象とした研究であった．そのため根分岐部病変での EMD と GTR 法の比較は，メタアナリシスの対象とならなかった．

　2004 年[7] の報告では，下顎大臼歯の頰側 2 度根分岐部病変で臨床パラメーターの比較をしていた．EMD を用いた歯周組織再生療法は，GTR 法に比べ根分岐部の水平的深さで有意な改善効果を示した．また EMD を用いた場合，術後の痛み・腫れの発生率が低いことも示されている．

4. 推奨の解説

1) アウトカム全般に対するエビデンスの確実性はどうか？

① 骨縁下欠損

　重大なアウトカムとして，臨床的アタッチメントゲインと PD の減少量は，報告論文数が3 報[2,4,6] であり，対象患者数も少ないためエビデンスの確実性を「弱」とした．歯肉退縮量についても，バイアスリスクや不精確性を考慮して「弱」に位置付けた．したがって，これらを統合したアウトカム全般に関するエビデンスの確実性は「弱い」であった．

② 根分岐部病変

　本 CQ の選択基準を満たすランダム化比較試験が 1 件のみのため，メタアナリシスを行うことができず，アウトカム全般に関するエビデンスの確実性を「非常に弱い」とした．

2) 望ましい効果と望ましくない効果のバランスはどうか？

　本 CQ で抽出した論文のうち，2 グループによる研究 2 件[5,7] で術後の有害事象について記述している．Sculean ら[5] の研究では，GTR 法を行った 10 例中 3 例で膜の露出が生じたと報告している．Jepsen ら[7] の研究では，EMD を用いた場合 48 例中 30 例（62％）が疼痛（術後 1 週）を訴えなかったのに対し，GTR 法では疼痛を訴えなかった患者が 48 例中 6 例（12％）であった．また，術後の腫脹（術後 1 週）についても，EMD を用いた場合 48 例中 21 例（44％）で，GTR 法の場合は 48 例中 3 例（6％）で腫脹が認められなかった．膜の露出は GTR 法でのみ生じる有害事象であり，術後の疼痛や腫脹も GTR 法での発生率が有意に高かった[7]．EMD を用いた再生療法は，主要なアウトカムで改善がみられ，有害事象の発生率は低いため，治療に伴う望ましい効果は望ましくない効果を上回ると考えられる．

3) 直接的コストはどうか？

　骨縁下欠損における GTR 法については CQ1，EMD を用いた歯周組織再生療法については CQ2 を参照．

　根分岐部病変における GTR 法と EMD を用いた歯周組織再生療法については CQ4 を参照．

4) 患者の価値観や意向はどうか？

　骨縁下欠損における GTR 法については CQ1，EMD を用いた歯周組織再生療法については CQ2 を参照．

　根分岐部病変における GTR 法と EMD を用いた歯周組織再生療法については CQ4 を参照．

5) ワーキンググループ会議：推奨の方向と強さの判定

　アウトカム全般に関する全体的なエビデンスの確実性など，総合的に推奨の向きと強さを勘案し，CQ 担当者内での協議を経て推奨文をワーキンググループ会議に提出した．

　ワーキンググループ会議では，提出した推奨文・推奨の強さ・エビデンスの確実性について全員の賛同が得られた．根分岐部病変について付帯条件（注意の項目に記載）の必要性の指摘があったため会議の後，注意の項目を整理し最終的な推奨文とした．

5. エビデンスとして採用した主要な論文の構造化抄録

① 骨縁下欠損

1) Sculean A, Donos N, Schwarz F, Becker J, Brecx M, Arweiler NB：Five-year results following treatment of intrabony defects with enamel matrix proteins and guided tissue regeneration. J Clin Periodontol, 31：545-549, 2004.

目　　　　的：骨縁下欠損に対してEMD，GTR法，EMDとGTR法の併用，Open Flap Debridement（OFD）を行った後の1年後と5年後の成績を報告する．

研究デザイン：ランダム化比較試験，盲検化の記載あり

研 究 施 設：記載なし

対　　　　象：患者42名（平均年齢47±14.5歳）．PD 6 mm以上の骨縁下欠損が1か所あり，全身疾患がなく，治療の少なくとも6か月前に抗菌薬を使用していないこと，口腔衛生状態が良好（プラーク指数：PI<1）であることが患者選択の基準．

介　　　　入：【EMD群】：11名の患者にOFD時に，欠損に隣接する歯根面は24％EDTAゲルで2分間処理を行った．EMD塗布後，歯肉弁を歯冠側に移動し，垂直または水平マットレス縫合で閉鎖した．

　　　　　　　【GTR群】：11名の患者にOFD時に，吸収性膜を設置した．膜は吸収性縫合糸を用いて歯に固定した．歯肉弁を歯冠側に移動し，垂直または水平マットレス縫合で閉鎖した．

　　　　　　　【EMD＋GTR群】：10名の患者には，EMDとGTR法を併用した．まず吸収性膜を欠損部に緩く適合させ，EMD適用後に生体吸収性縫合糸を用いて歯に固定した．

　　　　　　　【OFD群】：10名の患者には膜の設置やEMD適用がないことを除き，同様の術式でOFDを行った．

　　　　　　　すべての群で10日間の抗菌薬投与，術後は0.2％クロルヘキシジンによる1日2回の洗浄を6週間行った．術後14日目に抜糸を行った．

評 価 項 目：手術の1週間前，1年後，5年後に臨床パラメーター〔PI，歯肉炎指数（GI），BOP，PD，歯肉退縮量，CAL〕を計測した．

結　　　　果：1年後，PDとCALは4つのグループすべてで統計的に有意に減少した．4群の比較では，EMDとOFDの間にのみ統計的に有意な差が認められた．5年後においても，PDとCALはベースラインと比較して統計的に有意に改善されていた．しかし，群間において統計的に有意な差は認められなかった．

結　　　　論：EMD，GTR法，EMD＋GTR法，およびOFDによる治療後の臨床結果は，5年以上にわたって維持することが可能である．

2) Sculean A, Donos N, Miliauskaite A, Arweiler N, Brecx M：Treatment of Intrabony Defects With Enamel Matrix Proteins or Bioabsorbable Membranes. A 4-Year Follow-Up Split-Mouth Study. J Periodontol, 72：1695-1701, 2001.

目　　　　的：同一患者の対側に存在する骨縁下欠損に対して，EMD と GTR 法を行った後の4年間の成績を報告する．

研究デザイン：ランダム化比較試験，盲検化の記載あり

研 究 施 設：記載なし

対　　　　象：患者16名（平均年齢45±8.5歳）．エックス線画像で観察された形態と大きさが類似した骨縁下欠損が同一顎に1対存在すること（骨縁下欠損はPD6 mm 以上），全身疾患がなく，治療の少なくとも6か月前に抗菌薬を使用していないこと，口腔衛生状態が良好（PI<1）であることが患者選択の基準．

介　　　　入：【EMD群】：欠損に隣接する歯根面は24% EDTA ゲルで2分間処理を行った．EMD 塗布後，歯肉弁を歯冠側に移動し，垂直または水平マットレス縫合で閉鎖した．

　　　　　　　【GTR群】：EMD 処置の2週間以内に，対側の骨縁下欠損に吸収性膜を設置した．膜は吸収性縫合糸を用いて歯に固定した．歯肉弁を歯冠側に移動し，垂直または水平マットレス縫合で閉鎖した．

　　　　　　　両群とも7日間の抗菌薬投与，術後は0.2%クロルヘキシジンによる1日2回の洗浄を6週間行った．術後14日目に抜糸を行った．

評 価 項 目：手術の1週間前，1年後，4年後に臨床パラメーター（PI, GI, BOP, PD, 歯肉退縮量，CAL）を計測した．

結　　　　果：EMD 群では1年と4年の時点で，平均 CAL が9.8±2.0 mm から6.4±1.6 mm（$p<0.001$），6.8±1.8 mm（$p<0.001$）へ，GTR 群では平均 CAL が9.8±2.3 mm から6.6±1.7 mm（$p<0.001$），6.9±1.8 mm（$p<0.001$）へと変化していることが示された．PD は1年と4年の時点で，EMD 群では8.1±1.8 mm から3.8±1.2 mm（$p<0.001$），4.7±1.2 mm（$p<0.05$）へ，GTR 群では8.1±1.8 mm から3.6±0.8 mm（$p<0.001$），4.7±1.2 mm（$p<0.05$）へと変化していた．しかし，群間において統計的に有意な差は認められなかった．

結　　　　論：EMD，GTR 法による治療後の臨床的アタッチメントゲインは，4年間にわたって維持することが可能である．膜固定と軟組織被覆が技術的に困難な場合には，EMD による治療が GTR 法よりも好ましいと考えられるかもしれない．

3）Windisch P, Sculean A, Klein F, Tóth V, Gera I, Reich E, Eickholz P：Comparison of Clinical, Radiographic, Histometric Measurements Following Treatment With Guided Tissue Regeneration or Enamel Matrix Proteins in Human Periodontal Defects, 73：409-417, 2002.

目　　　　的：骨縁下欠損に対して EMD，GTR 法を行った6か月後の臨床的・エックス線的・組織学的結果を比較する．

研究デザイン：ランダム化比較試験，盲検化の記載なし

研 究 施 設：Semmelweiss University（Budapest, Hungary）

CQ 5　骨縁下欠損または根分岐部病変に対する EMD を用いた歯周組織再生療法は，GTR 法よりも推奨されますか？

対　　　象：12 名の患者（女性 8 名，男性 4 名，35〜54 歳，平均年齢 42±5.1 歳），歯または歯根を抜去予定である高度骨縁下欠損（14 か所）を対象とした．

介　　　入：歯の動揺や補綴治療が必要な場合は手術前に半年間，長期的なテンポラリーブリッジやワイヤーを用いた歯牙のスプリントを行った．全層弁を剝離，肉芽組織除去後にラウンドバーで，歯根面に欠損の最深部および残存歯槽骨頂を示すノッチを作製した．
【EMD 群】：6 か所の骨縁下欠損部を対象に，欠損に隣接する歯根面は 24％ EDTA ゲルで 2 分間処理を行った．
【GTR 群】：8 か所の骨縁下欠損部を対象に，吸収性膜を設置した．膜は吸収性縫合糸を用いて歯に固定した．
両群とも 7 日間の抗菌薬投与，術後は 0.2％クロルヘキシジンによる 1 日 2 回の洗浄を 6 週間行った．術後 14 日目に抜糸を行った．6 か月の観察期間中 2 週に 1 回，メインテナンスが行われた．

評 価 項 目：術前，術後 6 か月に臨床パラメーター（PD，CAL），エックス線的パラメーター（セメントエナメル境-歯槽骨頂距離：CEJ-AC，セメントエナメル境-垂直的骨欠損部距離：CEJ-BD），組織学的パラメーター（新生セメント質長さ，新生骨長さ）を計測した．

結　　　果：両群で有意な PD 減少（GTR：−5.62 mm，EMD：−5.00 mm）と臨床的アタッチメントゲイン（GTR：3.87 mm，EMD：2.67 mm）が観察された．エックス線画像では，歯槽骨頂の軽度吸収（GTR：0.40 mm，EMD：0.33 mm）と欠損底部の骨増生（GTR：0.47 mm，EMD：1.05 mm）が観察された．GTR 群と EMD 群の間に臨床・エックス線的指標に統計的有意差を認めなかった．新生セメント質長さ（GTR：2.29 mm，EMD：1.81 mm），新生骨長さ（GTR：1.93 mm，EMD：0.78 mm）で新生骨に関してのみ GTR 群でより良好な結果が得られた．

結　　　論：新生骨の長さを除いて，術後 6 か月の臨床的，エックス線的，組織学的結果は EMD，GTR 法の間に統計的に有意な差は認められなかった．

② 根分岐部病変

1）Jepsen S, Heinz B, Jepsen K, Arjomand M, Hoffmann T, Richter S, Reich E, Sculean A, Gonzales JR, Bödeker RH, Meyle J：A randomized clinical trial comparing enamel matrix derivative and membrane treatment of buccal Class Ⅱ furcation involvement in mandibular molars. Part Ⅰ：Study design and results for primary outcomes. J Periodontol, 75：1150-1160, 2004.

目　　　的：下顎頬側 2 度根分岐部病変に対して EMD と吸収性膜を用いた GTR（対照群）を行い，その結果を 14 か月間にわたり評価する．

研究デザイン：ランダム化比較試験，スプリットマウス，盲検化の記載あり

研 究 施 設：University of Bonn, University of Dresden, University of Homburg, University of Giessen, Private practice（Hamburg, Germany）

対　　　象：歯周基本治療を終了し，両側下顎大臼歯に同程度の頬側 2 度根分岐部病変（水平的 PD 3 mm 以上）を有する患者 45 名（男性 24 名，女性 21 名，平

均年齢53歳）．被験者には全身疾患がなく，薬剤の服用がない者が選択された．

介　　　　入：【EMD群】：第一大臼歯または第二大臼歯の頬側45部位にアクセスフラップを形成し，中性24% EDTA ゲルで2分間歯根面処理し，滅菌生理食塩水で洗浄後ただちにEMDを歯根面全体に塗布した．

【GTR群】：反対側の第一大臼歯または第二大臼歯の頬側45部位にアクセスフラップを形成した．吸収性膜は懸垂縫合で固定した．歯肉弁を歯冠側に移動し，膜を完全に覆うように縫合糸を用いて縫合した．縫合糸は術後14日目に除去した．

評 価 項 目：ベースライン時と8か月後，14か月後にプロービング時の出血（BOP），PD，臨床的アタッチメントレベル（CAL），および歯肉辺縁の位置を頬側5部位において計測した．

結　　　　果：EMD群はGTR群と比べて有意に根分岐部の水平的深さが減少した．EMDにより35部位（78%）の欠損が減少し，そのうち8部位（18%）は完全に閉鎖した．また9部位（20%）は改善せず1部位（2%）は悪化した．一方，GTRでは45部位のうち30部位（67%）は減少し，そのうち3部位（7%）は完全に閉鎖した．また，11部位（24%）は改善せず4部位（9%）は悪化した．

結　　　　論：EMDは，吸収性膜を用いたGTRと比較して根分岐部の水平的深さの減少が有意に大きく，術後の痛み・腫れの発生率も低い．

---

6. エビデンスプロファイル

CQ5　骨縁下欠損または根分岐部病変に対するEMDを用いた歯周組織再生療法は，GTR法よりも推奨されますか？

① 骨縁下欠損

			確実性の評価				患者数		効果		エビデンスの確実性	重要性
研究数	研究デザイン	バイアスのリスク	非直接性	非一貫性	不精確性	その他の検討	介入群	対照群	オッズ比（95%CI）	平均値差（95%CI）		
臨床的アタッチメントゲイン（mm）：観察期間6か月，4年，5年												
3	ランダム化比較試験	深刻	深刻ではない	深刻ではない	かなり深刻	深刻	29	31	—	0.24 [−0.51, 0.99]	弱	重大
PDの減少量（mm）：観察期間6か月，4年，5年												
3	ランダム化比較試験	深刻	深刻ではない	深刻ではない	かなり深刻	深刻	29	31	—	0.04 [−0.76, 0.85]	弱	重大
歯肉退縮量（mm）：観察期間4年，5年												
2	ランダム化比較試験	深刻	深刻ではない	深刻ではない	かなり深刻	深刻	23	23	—	−0.02 [−0.57, −0.52]	弱	重要

CI：信頼区間

② 根分岐部病変

本CQの選択基準を満たす論文が1報のみのため，エビデンスプロファイルは作成しなかった．

7．フォレストプロット

① 骨縁下欠損

臨床的アタッチメントゲイン（mm）：観察期間 6 か月，4 年，5 年

	GTR 法			EMD				平均値差
Study or Subgroup	Mean	SD	Total	Mean	SD	Total	Weight	IV, Fixed, 95% CI
Windisch 2002	3.87	1.64	8	2.67	1.03	6	30.2%	1.20 [-0.17, 2.57]
Sculean 2001	2.9	2.1	12	3	1.9	12	22.0%	-0.10 [-1.70, 1.50]
Sculean 2004	2.7	0.9	11	2.9	1.6	11	47.9%	-0.20 [-1.28, 0.88]
Total（95% CI）			31			29	100.0%	0.24 [-0.51, 0.99]

Heterogeneity：Chi^2=2.70, df=2（P=0.26）；I^2=26%
Test for overall effet：Z=0.64（P=0.52）

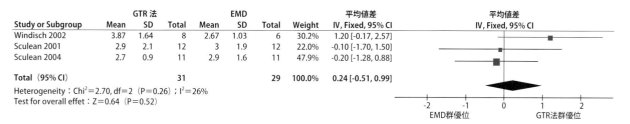

PD の減少量（mm）：観察期間 6 か月，4 年，5 年

	GTR 法			EMD				平均値差
Study or Subgroup	Mean	SD	Total	Mean	SD	Total	Weight	IV, Fixed, 95% CI
Windisch 2002	5.62	1.99	8	5.00	0.63	6	30.4%	0.60 [-0.87, 2.07]
Sculean 2001	3.4	1.7	12	3.4	1.7	12	35.3%	0.00 [-1.36, 1.36]
Sculean 2004	3.9	1.6	11	4.3	1.7	11	34.3%	-0.40 [-1.78, 0.98]
Total（95% CI）			31			29	100.0%	0.04 [-0.76, 0.85]

Heterogeneity：Chi^2=0.95, df=2（P=0.62）；I^2=0%
Test for overall effect：Z=0.11（P=0.91）

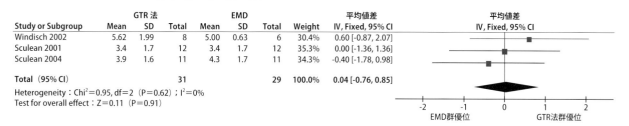

歯肉退縮量（mm）：観察期間 4 年，5 年

	GTR 法			EMD				平均値差
Study or Subgroup	Mean	SD	Total	Mean	SD	Total	Weight	IV, Fixed, 95% CI
Sculean 2004	1.2	1	11	1.3	0.6	11	62.2%	-0.10 [-0.79, 0.59]
Sculean 2001	0.5	1.2	12	0.4	1	12	37.8%	0.10 [-0.78, 0.98]
Total（95% CI）			23			23	100.0%	-0.02 [-0.57, 0.52]

Heterogeneity：Chi^2=0.12, df=1（P=0.73）；I^2=0%
Test for overall effect：Z=0.09（P=0.93）

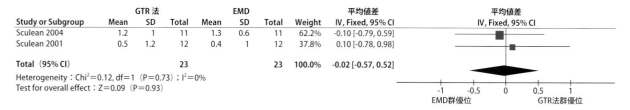

② 根分岐部病変

　本 CQ の選択基準を満たす論文が 1 報のみのため，フォレストプロットは作成しなかった．

8．参考文献

1．Röllke L, Schacher B, Wohlfeil M, Kim TS, Kaltschmitt J, Krieger J, Krigar DM, Reitmeir P, Eickholz P：Regenerative therapy of infrabony defects with or without systemic doxycycline. A randomized placebo-controlled trial. J Clin Periodontol, 39：448-456, 2012.

2．Sculean A, Donos N, Miliauskaite A, Arweiler N, Brecx M：Treatment of intrabony defects with enamel matrix proteins or bioabsorbable membranes. A 4-year follow-up split-mouth study. J Periodontol, 72：1695-1701, 2001.

3．Sculean A, Schwarz F, Miliauskaite A, Kiss A, Arweiler N, Becker J, Brecx M：Treatment of intrabony defects with an enamel matrix protein derivative or bioabsorbable membrane：an 8-year follow-up split-mouth study. J Periodontol, 77：1879-1886, 2006.

4．Sculean A, Donos N, Schwarz F, Becker J, Brecx M, Arweiler NB：Five-year results following treatment of intrabony defects with enamel matrix proteins and guided tissue regeneration. J Clin Periodontol, 31：545-549, 2004.

5．Sculean A, Kiss A, Miliauskaite A, Schwarz F, Arweiler NB, Hannig M：Ten-year results following treatment of intra-bony defects with enamel matrix proteins and guided tissue regeneration. J Clin Periodontol, 35：817-824, 2008.

6．Windisch P, Sculean A, Klein F, Tóth V, Gera I, Reich E, Eickholz P：Comparison of clinical, radiographic, and histometric measurements following treatment with guided tissue regeneration or enamel matrix proteins in human periodontal defects. J Periodontol, 73：409-417, 2002.

7．Jepsen S, Heinz B, Jepsen K, Arjomand M, Hoffmann T, Richter S, Reich E, Sculean A, Gonzales JR, Bödeker RH, Meyle J：A randomized clinical trial comparing enamel matrix derivative and membrane treatment of buccal Class Ⅱ furcation involvement in mandibular molars. Part Ⅰ：Study design and results for primary outcomes. J Periodontol, 75：1150-1160, 2004.

8．Meyle J, Gonzales JR, Bödeker RH, Hoffmann T, Richter S, Heinz B, Arjomand M, Reich E, Sculean A, Jepsen K, Jepsen S：A randomized clinical trial comparing enamel matrix derivative and membrane treatment of buccal class Ⅱ furcation involvement in mandibular molars. Part Ⅱ：secondary outcomes. J Periodontol, 75：1188-1195, 2004.

9．Hoffmann T, Richter S, Meyle J, Gonzales JR, Heinz B, Arjomand M, Sculean A, Reich E, Jepsen K, Jepsen S, Boedeker RH：A randomized clinical multicentre trial comparing enamel matrix derivative and membrane treatment of buccal class Ⅱ furcation involvement in mandibular molars. Part Ⅲ：patient factors and treatment outcome. J Clin Periodontol, 33：575-583, 2006.

6 **骨縁下欠損または根分岐部病変に対する FGF-2 を用いた歯周組織再生療法は，EMD を用いる場合よりも推奨されますか？**

推 奨

① 骨縁下欠損：EMD と比較して，FGF-2 を用いた歯周組織再生療法を行うことを推奨する
＝（推奨の強さ「弱い推奨」，エビデンスの確実性「弱い」）

② 根分岐部病変：EMD と比較して，FGF-2 を用いた歯周組織再生療法を行わないことを推奨する
＝（推奨の強さ「弱い推奨」，エビデンスの確実性「非常に弱い」）

注 意

骨縁下欠損の改善に，FGF-2 は EMD と比較して有効であるという報告はあるものの，本 CQ に合致するランダム化比較試験が 1 報のみであるため，エビデンスの確実性は弱い．

また，根分岐部病変については，動物実験を含めても，本 CQ を肯定的に支持する有効なエビデンスがない．

なお，我が国における医薬品・医療機器の添付文書では，EMD と FGF-2 はともに根分岐部病変に対する適応の記載がない．

1．背景・目的

　歯周病原細菌のもたらす炎症や咬合性外傷のような過度の力が加わることにより，歯周組織は破壊される．歯周基本治療によって，組織に生じた炎症や力をコントロールすることはできるが，失われた組織を回復することは難しい[1]．歯周組織は，歯肉上皮，歯肉結合組織，セメント質，歯槽骨，歯根膜とさまざまな由来のさまざまな組織が存在している．歯周組織の創傷治癒はそれぞれの組織の治癒のスピードや治癒の形態が異なるため，理想的な治癒形態，すなわち，元通りに再生させることがきわめて困難であった．歯周組織再生療法は，この失われた歯周組織を再生させ，歯周病に罹患した歯の予後を改善する治療法である．

　歯周組織再生療法は，1970 年代に始まった骨移植術をはじめとして，この半世紀の間に，GTR 法，エナメルマトリックスデリバティブ（EMD）（エムドゲイン® ゲル，Straumann），PDGF＋β-TCP（GEM21S®，Osteo health），FGF-2（リグロス®，科研製薬）などの新たな材料，テクニック，成長因子製剤が取り入れられ，発展してきた．

　歯胚の発生に関与するエナメルマトリックスタンパク質は，1990 年代に EMD（エムドゲイン®，エムドゲイン® ゲル）として製品化された．EMD は幼若ブタの歯胚からエナメルマトリックスタンパク質を含むタンパク質分画として精製される．歯根形成期にヘルトヴィッヒ上皮鞘から分泌されるエナメルマトリックスタンパク質は，歯小嚢からの未分化間葉系幹

細胞のセメント芽細胞への分化を促進することから，歯周組織再生に有用であると考えられた．EMD は歯根膜細胞や骨芽細胞の遊走と増殖により無細胞セメント質を形成するのが特徴である[2-4]．また，EMD の主成分はアメロジェニンで，その他に，エナメリンやアメロブラスチンなどのエナメルタンパク質であるが，それ以外にも，Transforming Growth Factor-β（TGF-β）や Bone Morphogenetic Protein-2（BMP-2）などの成長因子が含まれていることが知られている[5,6]．TGF-β は上皮細胞の増殖抑制効果があることから，骨欠損部への上皮細胞の侵入を抑制し，BMP-2 はエナメルタンパク質とともに歯根膜中の未分化間葉系幹細胞の分化や石灰化を促進する．EMD は骨縁下欠損，根分岐部病変，および根面被覆に用いられ，いずれも良好な結果が報告されている[7-11]．

FGF-2 は線維芽細胞，血管内皮細胞，上皮細胞などの細胞の遊走や細胞増殖を促進することから，褥瘡や皮膚潰瘍に対する治療薬フィブラストスプレー®（科研製薬）として，医科領域で使用されてきた．大阪大学のグループはこれを歯周組織に応用し，動物実験にて，優れた再生能力が示された[12-14]．さらに，我が国にて大規模な臨床試験を実施し[15-17]，臨床的アタッチメントレベル（CAL）の回復や歯槽骨の新生が認められたため，FGF-2 は 2016 年に歯周組織再生剤・リグロス® として製品化された．FGF-2 は未分化間葉系幹細胞，歯根膜由来幹細胞を増殖させる[18]．また，血管内皮細胞を増殖させ，血管新生を促進する[19]．増殖した幹細胞は骨芽細胞やセメント芽細胞に分化し，セメント質，歯槽骨，歯根膜などの組織を新生して，結合組織性付着を再構築して，歯周組織の再生を誘導すると考えられている．

CQ6 では，歯周組織再生療法として用いられる EMD と FGF-2 の骨縁下欠損と根分岐部病変における有効性について比較・評価することを目的とする．

2．文献の抽出

選択される論文は，以下の PICO を満たすものとした．

（P）Patients：骨縁下欠損（2〜3 壁性骨欠損）あるいは根分岐部病変の診断を受けた歯周炎患者

（I）Interventions：FGF-2 を用いた歯周組織再生療法

（C）Comparisons：EMD を用いた歯周組織再生療法

（O）Outcomes：プロービングデプス（PD）の減少量，臨床的アタッチメントゲイン，骨増加率，骨欠損の改善率，歯の動揺，プロービング時の出血（BOP），歯肉退縮量

電子検索データベースとして PubMed を検索した（最終検索日 2022 年 6 月 26 日）．#1 AND #2 AND #3 AND #4 AND #5 で検索後，臨床比較研究のみに絞るため，"Clinical Trial" または "Randomized Clinical Trial" でフィルターをかけた．さらに，EMD および FGF-2 を用いて再生療法を行った研究について，それぞれ組み合わせて検索した（EMD：#13-#18，FGF-2：#20-#25）．そして，EMD および FGF-2 を比較検討した研究について検索した（#26-#31）．最終的にこれらの文献ストラテジーから得られた論文リストより，タイトル，アブストラクト，および本文に基づいて本 CQ の選択基準を満たす論文を選択した．

CQ 6　骨縁下欠損または根分岐部病変に対する FGF-2 を用いた歯周組織再生療法は，EMD を用いる場合よりも推奨されますか？

Seq	Terms and strategy	hits
#1	"periodontal disease" [All Fields]	104,935
#2	"defect" [All Fields] or "intrabony defect" [All Fields]	1,149,154
#3	"furcation" [All Fields] or "multi-rooted" [All Fields]	2,392
#4	"regenerative therapy" [All Fields] OR "regeneration" [All Fields]	405,362
#5	"humans" [MeSH Terms]	21,358,267
#6	#1 AND #2 AND #4 AND #5	2,537
#7	#1 AND #3 AND #4 AND #5	505
#8	#1 AND #2 AND #4 AND #5 Filters：Clinical Trial	698
#9	#1 AND #2 AND #4 AND #5 Filters：Randomized Clinical Trial	573
#10	#1 AND #3 AND #4 AND #5 Filters：Clinical Trial	149
#11	#1 AND #3 AND #4 AND #5 Filters：Randomized Clinical Trial	122
#12	"enamel matrix derivative" [All Fields] OR "emdogain" [All Fields]	1,594
#13	#6 AND #12	325
#14	#7 AND #12	45
#15	#8 AND #12	123
#16	#9 AND #12	110
#17	#10 AND #12	11
#18	#11 AND #12	10
#19	"fibroblast growth factor-2" [All Fields] OR "FGF-2" [All Fields]	18,251
#20	#6 AND #19	30
#21	#7 AND #19	6
#22	#8 AND #19	9
#23	#9 AND #19	8
#24	#10 AND #19	0
#25	#11 AND #19	0
#26	#6 AND #12 AND #19	2
#27	#7 AND #12 AND #19	1
#28	#8 AND #12 AND #19	1
#29	#9 AND #12 AND #19	1
#30	#10 AND #12 AND #19	0
#31	#11 AND #12 AND #19	0

　しかし，これらの文献検索ストラテジーにより抽出された，本 CQ の選択基準を満たす論文は 1 報のみであったため，動物実験において FGF-2 および EMD を適用した研究についても PubMed で検索した（最終検索日 2022 年 10 月 22 日）．#32 AND #33 AND #34 AND #35 で検索し，EMD および FGF-2 の有効性に関して比較検討した研究を検索した（#44, #45）.

Seq	Terms and strategy	hits
#32	"periodontal disease" [All Fields]	106,087
#33	"defect" [All Fields] or "intrabony defect" [All Fields]	1,163,846
#34	"furcation" [All Fields] or "multi-rooted" [All Fields]	2,421
#35	"regenerative therapy" [All Fields] OR "regeneration" [All Fields]	413,110
#36	#32 AND #33 AND #35 AND	3,385
#37	#32 AND #34 AND #35 AND	665
#38	"enamel matrix derivative" [All Fields] OR "emdogain" [All Fields]	1,605
#39	#36 AND #38	385
#40	#37 AND #38	60
#41	"fibroblast growth factor-2" [All Fields] OR "FGF-2" [All Fields]	18,375
#42	#36 AND #41	47
#43	#37 AND #41	10
#44	#36 AND #38 AND #41	5
#45	#37 AND #38 AND #41	2

3. エビデンスの要約

① 骨縁下欠損

ランダム化比較試験1報[17] が検索された．したがって，骨縁下欠損についてのメタアナリシスは不可能であった．選択した Kitamura らの論文[17] は，FGF-2 と EMD を骨縁下欠損に適応し，それらによる歯周組織再生について比較・評価することで，FGF-2 の臨床的重要性を明らかにしたものである．初診時 PD が6mm 以上，エックス線上で4mm 以上の骨縁下欠損を有する患者267名を対象とし，FGF-2，EMD，またはフラップ手術のみを受けるようにランダムに患者を割り当て，それぞれ111名，113名，43名が施術を受けた．主要評価項目である投与後36週目の骨増加量は，EMD の 1.359mm に対して FGF-2 は 1.927mm であり，EMD よりも FGF-2 で有意に優れていた．また，副次的評価項目である，投与後36週目のエックス線画像上の骨欠損の改善率，および投与後36週目に獲得した CAL は，それぞれ FGF-2 で 34.369%（95%信頼区間, 29.7549%〜38.9828%）と 2.7mm（95%信頼区間, 2.46mm〜2.95mm），EMD 群で 23.286%（95%信頼区間, 18.5839%〜27.9875%）と 2.3mm（95%信頼区間, 2.02mm〜2.59mm）であり，骨縁下欠損に対する FGF-2 の有効性が確認された．

本CQ に合致する論文は以上の1報のみであるが，エビデンスの確実性を高めるために，動物において FGF-2 と EMD の有効性について検討を行った論文を検索し，2報の動物実験を参考にした．Shirakata ら[20] はビークル犬の上顎臼歯部に実験的に作製した2壁性骨欠損において，FGF-2 投与は，EMD 投与と比較して，有意な新生骨形成（4.11±0.77mm vs 3.32±0.71mm）が生じたものの，新生セメント質形成では有意差を認めなかったことを示している．また，同じく Shirakata らがビーグル犬の下顎臼歯部に惹起した1壁性骨欠損に対して，β-TCP を併用して FGF-2 あるいは EMD を投与したところ，新生歯槽骨量，新生セメント質形成に有意差は認めなかったことを報告している[21]．これらの結果は，歯周組織再生療法の適応となる骨縁下欠損に関して，FGF-2 は EMD と同等かそれ以上の歯槽骨に対する改善効果を有する可能性があることを示している．

② 根分岐部病変

ランダム化比較試験，非ランダム化比較試験，観察研究のいずれの論文も存在しなかった．ヒト対象のみならず，動物実験まで抽出対象を拡大しても，該当論文は存在せず，文献レ

ビューおよびメタアナリシスは不可能であった．我が国における医薬品・医療機器の添付文書では，EMD と FGF-2 はともに根分岐部病変に対する適応の記載がない．しかし，ヨーロッパ・アメリカでは，2 度根分岐部病変までは EMD の適応症に加えられている．Casarin ら[8]は，上顎に 2 度根分岐部病変を有する 12 名の患者に EMD を適応したところ，対照群（フラップ手術のみ）では術後 24 か月目の PD の減少が 1.0 ± 1.3 mm であったのに対して，治療群（OFP + EMD）では 1.9 ± 1.6 mm の減少を認め，根分岐部病変が改善（2 度→1 度あるいは閉鎖）したことを報告している．また，Takayama ら[22]の症例報告では，下顎左側第二大臼歯に 2 度根分岐部病変を有する 42 歳女性に対して FGF-2 を用いた歯周組織再生療法を行ったところ，術後 15 か月目にデンタルエックス線およびコーンビームコンピュータ断層撮影（CBCT）で明らかな骨形成を確認したことを報告している．CQ4 で言及しているように，根分岐部病変に対して EMD を適応した歯周組織再生療法の有効性を検証した論文は存在するものの，FGF-2 は現在のところ動物実験や症例報告に留まる．このように，根分岐部病変への FGF-2 の適用を評価する論文が不足しているため，EMD と比較検討するまでに至っていないと考えられる．

4.　推奨の解説

1)　アウトカム全般に対するエビデンスの確実性はどうか？

① 骨縁下欠損

抽出された論文は 1 報[17]である．重大なアウトカムと位置付けられるエックス線における骨増加量において，投与後 36 週目で EMD よりも FGF-2 で有意に優れていたことが報告されている．また，臨床的アタッチメントゲインについても，投与後 36 週目に FGF-2 は EMD と比べて有効性があると結論づけられている．介入群（FGF-2）と対照群（EMD およびフラップ手術）の被験者数はそれぞれ 111 名，113 名，43 名であり，フラップ手術の被験者数は他群の 1/3 程度であるものの，本 CQ で比較検討する FGF-2 群と EMD 群は同程度であり，かつ比較的多い被験者数であることから，確実性に支障はないと判断した．しかし，本 CQ の推奨の根拠となる論文が 1 報であることから，アウトカム全般に関するエビデンスの確実性は「弱」とした．

② 根分岐部病変

本 CQ の選択基準を満たすランダム化比較試験，およびそれに準ずる論文が 1 報も存在しないため，評価を行うことができず，アウトカム全般に関するエビデンスの確実性を「非常に弱い」とした．

2)　望ましい効果と望ましくない効果のバランスはどうか？

① 骨縁下欠損

本 CQ で選択した論文[17]には，ほとんどの有害事象は軽度であり，報告された割合も歯周外科治療の種類に関連していなかったと記されている．EMD 群または FGF-2 群いずれかの患者の少なくとも 2% に有害事象が示されており，FGF-2 群，EMD 群，フラップ手術群いずれかの群の被験者数の 10% を超える割合で検出された項目は，血液検査あるいは尿検査での「アルブミン尿（腎障害の指標）」「β2 ミクログロブリンの増加（腎障害の指標）」「β-N-アセチル-D-グルコサミニダーゼの増加（腎障害の指標）」「C 反応性タンパク質の増加（炎症や組織破壊の指標）」であったが，いずれにおいても安全性の問題は確認されていない．また，

Kitamura ら[23] は，FGF-2 単体では適応が難しい重度骨縁下欠損に対して，炭酸アパタイト骨移植材である Cytrans® (ジーシー) を併用して治療の安全性と有効性を評価している．被験者数が 10 名で限られているものの，投与後 36 週目に併用群において骨欠損の改善率および CAL の改善，PD および BOP の減少を認めた一方，いずれの場合でも創傷治癒や血液・尿検査値に異常を認めず，投与製剤に関連する有害事象は生じなかった．以上より，骨縁下欠損における FGF-2 の有害事象で重大なものはなく，歯周組織を改善させることを示すエビデンスもあることから，望ましい効果は十分に得られると考えられる．

② 根分岐部病変

我が国における医薬品・医療機器の添付文書では，EMD と FGF-2 はともに根分岐部病変に対する適応の記載がないことに留意しなければならない．CQ4 でも述べられているように，投与部位近傍の組織の過剰増生が重要な潜在的リスクとしてあげられている．他方，前述の通り，EMD あるいは FGF-2 を根分岐部病変に適応し，良好な成績を治めた症例が報告されている[8,22]．そのため，根分岐部病変に対して FGF-2 を用いた歯周組織再生療法を行う場合は，根分岐部病変への FGF-2 の適用を支持するエビデンスが不足していることを了解したうえで，根分岐部病変を明示するための必要十分な範囲の切開および剝離に留め，欠損部を満たす以上の過剰な投与量としないように注意することが必要であろう．以上より，望ましい効果と望ましくない効果のバランスは不確実と考えられる．

3) 直接的コストはどうか？

① 骨縁下欠損

EMD を用いた歯周組織再生療法は保険適用外であり，自由診療にて行われる．材料費は最小容量のカートリッジ 1 本（0.15 mL）が約 1 万 5,000 円で，これに技術料が加算される．患者負担額は歯科医院によって異なるが，数万円である．一方で，FGF-2 を用いた歯周組織再生療法は保険適用である．最小容量の FGF-2 のカートリッジ（600 µg 2 mL）が 2,105 点で，これに歯肉剝離搔爬術の費用（1 歯 630 点）が加算される．よって，患者負担額は 3 割負担の場合，1〜2 万円程度である．

② 根分岐部病変

我が国において，EMD の根分岐部病変への応用は適用外であるが，自由診療においては，上述した骨縁下欠損におけるコストと同等であると考えられる．また，FGF-2 も根分岐部病変への適用がないため，保険適用外の自由診療を想定すると，FGF-2 の薬価が約 2 万円であるため，これに技術料が加算され，EMD と同様に数万円の患者負担が生じると想定される．

4) 患者の価値観や意向はどうか？

① 骨縁下欠損

歯周組織再生療法として EMD と FGF-2 を用いる際の術式に大きな違いはなく，手術時の患者の身体的負担の差はほとんどないと考えられる．骨縁下欠損に FGF-2 を用いる際には，保険が適用されるため，患者が支払う実際の費用は，EMD より低額となる．また，EMD は幼若ブタの歯胚から精製したエナメルマトリックスタンパク質を主成分としているため，患者の宗教的・文化的背景によっては，動物由来の材料を用いることへの価値観が大きく変動する可能性がある．一方で，EMD は 1990 年代から，ヨーロッパ，アメリカで用いられており，長期にわたる安全性は確立されているが，歯周組織再生剤としての FGF-2 の歴史はまだ浅く，投与後の長期間の影響については不明である．この点も，患者の価値観・意向に影響

する可能性がある．

② 根分岐部病変

　我が国において，EMD，FGF-2 ともに，根分岐部病変への適用はないため，事前に患者の理解を得て慎重に実施する必要がある．特に，FGF-2 の根分岐部への適用はエビデンスがなく，患者報告に基づく有害事象やコスト面の価値観に関する情報も不足しているため，正確な評価は困難である．

5）ワーキンググループ会議：推奨の方向と強さの判定
① 骨縁下欠損

　すべてのワーキンググループ委員が「EMD と比較して，FGF-2 を用いた歯周組織再生療法を行うことを推奨する＝（推奨の強さ「弱い推奨」，エビデンスの確実性「弱い」）」を支持した．

② 根分岐部病変

　すべてのワーキンググループ委員が「EMD と比較して，FGF-2 を用いた歯周組織再生療法を行わないことを推奨する＝（推奨の強さ「弱い推奨」，エビデンスの確実性「非常に弱い」）」を支持した．

5．エビデンスとして採用した主要な論文の構造化抄録

① 骨縁下欠損

1）Kitamura M, Akamatsu M, Kawanami M, Furuichi Y, Fujii T, Mori M, Kunimatsu K, Shimauchi H, Ogata Y, Yamamoto M, Nakagawa T, Sato S, Ito K, Ogasawara T, Izumi Y, Gomi K, Yamazaki K, Yoshie H, Fukuda M, Noguchi T, Takashiba S, Kurihara H, Nagata T, Hamachi T, Maeda K, Yokota M, Sakagami R, Hara Y, Noguchi K, Furuuchi T, Sasano T, Imai E, Ohmae M, Koizumi H, Watanuki M, Murakami S：Randomized Placebo-Controlled and Controlled Non-Inferiority Phase Ⅲ Trials Comparing Trafermin, a Recombinant Human Fibroblast Growth Factor 2, and Enamel Matrix Derivative in Periodontal Regeneration in Intrabony Defects. J Bone Miner Res, 31：806-814, 2016.

　　目　　　的：組換えヒト線維芽細胞成長因子（rhFGF)-2 であるトラフェルミンの有効性，安全性，および臨床的意義を，骨縁下欠損における歯周組織再生について評価する．

　　研究デザイン：第Ⅲ相試験（多施設，無作為化，盲検化，実薬対照試験）：rhFGF-2 と EMD の有効性を比較し，rhFGF-2 の臨床的意義を明らかにする．

　　研 究 施 設：日本の 15 の大学歯科病院の 15 施設

　　対　　　象：初診時に PD 6 mm 以上およびエックス線上で 4 mm 以上の骨縁下欠損を有する歯周炎患者 267 名
　　　　　　　　※除外基準：①悪性腫瘍の病歴，②HbA1c の血清レベルが 6.9%（NGSP）以上の重度糖尿病，③ビスホスホネート（BP）使用歴，④骨粗鬆症，⑤意識障害または腎臓，肝臓，血液，循環器系の重度の障害，⑥妊娠または授乳

　　介　　　入：rhFGF-2，EMD またはフラップ手術のみを受けるようにランダムに割り

当て（5：5：2），rhFGF-2 0.4 mL，EMD 0.7 mL を骨縁下欠損に投与または
はフラップ手術のみを実施した．

評 価 項 目：主要評価項目：薬剤投与後 36 週での骨増加量（セメントエナメル境〜骨
　　　　　　　欠損底部）
　　　　　　　副次的評価項目：薬剤投与後 36 週にエックス線上で測定した骨欠損の改
　　　　　　　善率，薬剤投与後 36 週の臨床的アタッチメントゲイン（評価者は PCP-
　　　　　　　UNC-15 歯周プローブを使用）

結　　　　果：薬剤投与後 36 週での骨増加量は，rhFGF-2 群で 1.927 mm，EMD で
　　　　　　　1.359 mm であり，EMD に対する rhFGF-2 の非劣性および優位性を示し
　　　　　　　ている．有害事象は軽度であり，抗 FGF-2 抗体は観察されなかった．

結　　　　論：トラフェルミンは骨縁下欠損における歯周組織再生の効果的かつ安全な治
　　　　　　　療法であり，その有効性は EMD 治療と比較して優れている．

② 根分岐部病変
　本 CQ の選択基準を満たす論文がないため，根分岐部病変に関する構造化抄録は作成しな
かった．

---

6. エビデンスプロファイル

7. フォレストプロット

　本 CQ の選択基準を満たす論文が不足しているため，エビデンスプロファイルおよびフォ
レストプロットは作成しなかった．

---

8. 参考文献

1．Usui M, Onizuka S, Sato T, Kokabu S, Ariyoshi W, Nakashima K：Mechanism of alveolar bone destruction in periodontitis - Periodontal bacteria and inflammation. Jpn Dent Sci Rev, 57：201-208, 2021.
2．Hammarström L：Enamel matrix, cementum development and regeneration. J Clin Periodontol, 24：658-668, 1997.
3．Hammarström L：Heijl L, Gestrelius S：Periodontal regeneration in a buccal dehiscence model in monkeys after application of enamel matrix proteins. J Clin Periodontol, 24：669-677, 1997.
4．Heijl L：Periodontal regeneration with enamel matrix derivative in one human experimental defect. A case report. J Clin Periodontol, 24：693-696, 1997.
5．Nagano T, Oida S, Suzuki S, Iwata T, Yamakoshi Y, Ogata Y, Gomi K, Arai T, Fukae M：Porcine enamel protein fractions contain transforming growth factor-beta1. J Periodontol, 77：1688-1694, 2006.
6．Iwata T, Morotome Y, Tanabe T, Fukae M, Ishikawa I, Oida S：Noggin blocks osteoinductive activity of porcine enamel extracts. J Dent Res, 81：387-391, 2002.
7．Figueira EA, de Assis AO, Montenegro SC, Soares DM, Barros AA, Dantas EM, de Vasconcelos Gurgel BC：Long-term periodontal tissue outcome in regenerated infrabony and furcation defects：a systematic review. Clin Oral Investig, 18：1881-1892, 2014.
8．Casarin RC, Ribeiro Edel P, Nociti FH Jr, Sallum AW, Ambrosano GM, Sallum EA, Casati MZ：Enamel matrix derivative proteins for the treatment of proximal class II furcation involvements：a prospective 24-month randomized clinical trial. J Clin Periodontol, 37：1100-1109, 2010.
9．Chitsazi MT, Mostofi Zadeh Farahani R, Pourabbas M, Bahaeddin N：Efficacy of open flap debridement with and without enamel matrix derivatives in the treatment of mandibular degree II furcation involvement. Clin Oral Investig, 11：385-389, 2007.

10. Rasperini G, Roccuzzo M, Francetti L, Acunzo R, Consonni D, Silvestri M：Subepithelial connective tissue graft for treatment of gingival recessions with and without enamel matrix derivative：a multicenter, randomized controlled clinical trial. Int J Periodontics Restorative Dent, 31：133-139, 2011.

11. Castellanos A, de la Rosa M, de la Garza M, Caffesse RG：Enamel matrix derivative and coronal flaps to cover marginal tissue recessions. J Periodontol, 77：7-14, 2006.

12. Murakami S, Takayama S, Ikezawa K, Shimabukuro Y, Kitamura M, Nozaki T, Terashima A, Asano T, Okada H：Regeneration of periodontal tissues by basic fibroblast growth factor. J Periodontal Res, 34：425-430, 1999.

13. Takayama S, Murakami S, Shimabukuro Y, Kitamura M, Okada H：Periodontal regeneration by FGF-2(bFGF) in primate models. J Dent Res, 80：2075-2079, 2001.

14. Murakami S, Takayama S, Kitamura M, Shimabukuro Y, Yanagi K, Ikezawa K, Saho T, Nozaki T, Okada H：Recombinant human basic fibroblast growth factor（bFGF）stimulates periodontal regeneration in class II furcation defects created in beagle dogs. J Periodontal Res, 38：97-103, 2003.

15. Kitamura M, Nakashima K, Kowashi Y, Fujii T, Shimauchi H, Sasano T, Furuuchi T, Fukuda M, Noguchi T, Shibutani T, Iwayama Y, Takashiba S, Kurihara H, Ninomiya M, Kido J, Nagata T, Hamachi T, Maeda K, Hara Y, Izumi Y, Hirofuji T, Imai E, Omae M, Watanuki M, Murakami S：Periodontal tissue regeneration using fibroblast growth factor-2：randomized controlled phase II clinical trial. PLoS One, 3：e2611, 2008.

16. Kitamura M, Akamatsu M, Machigashira M, Hara Y, Sakagami R, Hirofuji T, Hamachi T, Maeda K, Yokota M, Kido J, Nagata T, Kurihara H, Takashiba S, Sibutani T, Fukuda M, Noguchi T, Yamazaki K, Yoshie H, Ioroi K, Arai T, Nakagawa T, Ito K, Oda S, Izumi Y, Ogata Y, Yamada S, Shimauchi H, Kunimatsu K, Kawanami M, Fujii T, Furuichi Y, Furuuchi T, Sasano T, Imai E, Omae M, Yamada S, Watanuki M, Murakami S：FGF-2 stimulates periodontal regeneration：results of a multi-center randomized clinical trial. J Dent Res, 90：35-40, 2011.

17. Kitamura M, Akamatsu M, Kawanami M, Furuichi Y, Fujii T, Mori M, Kunimatsu K, Shimauchi H, Ogata Y, Yamamoto M, Nakagawa T, Sato S, Ito K, Ogasawara T, Izumi Y, Gomi K, Yamazaki K, Yoshie H, Fukuda M, Noguchi T, Takashiba S, Kurihara H, Nagata T, Hamachi T, Maeda K, Yokota M, Sakagami R, Hara Y, Noguchi K, Furuuchi T, Sasano T, Imai E, Ohmae M, Koizumi H, Watanuki M, Murakami S：Randomized Placebo-Controlled and Controlled Non-Inferiority Phase III Trials Comparing Trafermin, a Recombinant Human Fibroblast Growth Factor 2, and Enamel Matrix Derivative in Periodontal Regeneration in Intrabony Defects. J Bone Miner Res, 31：806-814, 2016.

18. Takayama S, Murakami S, Miki Y, Ikezawa K, Tasaka S, Terashima A, Asano T, Okada H：Effects of basic fibroblast growth factor on human periodontal ligament cells. J Periodontal Res, 32：667-675, 1997.

19. Yanagita M, Kojima Y, Kubota M, Mori K, Yamashita M, Yamada S, Kitamura M, Murakami S：Cooperative effects of FGF-2 and VEGF-A in periodontal ligament cells. J Dent Res, 93：89-95, 2014.

20. Shirakata Y, Taniyama K, Yoshimoto T, Miyamoto M, Takeuchi N, Matsuyama T, Noguchi K：Regenerative effect of basic fibroblast growth factor on periodontal healing in two-wall intrabony defects in dogs. J Clin Periodontol, 37：374-381, 2010.

21. Shirakata Y, Takeuchi N, Yoshimoto T, Taniyama K, Noguchi K：Effects of enamel matrix derivative and basic fibroblast growth factor with μ-tricalcium phosphate on periodontal regeneration in one-wall intrabony defects：an experimental study in dogs. Int J Periodontics Restorative Dent, 33：641-649, 2013.

22. Takayama S, Murakami S：Efficacy of FGF-2 in Periodontal Regeneration in a Case of Severe Intrabony Defect and Furcation Involvement With 15-Month Follow-Up. Clin Adv Periodontics, 11：74-79, 2021.

23. Kitamura M, Yamashita M, Miki K, Ikegami K, Takedachi M, Kashiwagi Y, Nozaki T, Yamanaka K, Masuda H, Ishihara Y, Murakami S：An exploratory clinical trial to evaluate the safety and efficacy of combination therapy of REGROTH® and Cytrans® granules for severe periodontitis with intrabony defects. Regen Ther, 21：104-113, 2022.

7　骨縁下欠損または根分岐部病変に対して，GTR法に骨移植材を併用することは，併用しない場合よりも推奨されますか？

****

① 骨縁下欠損：GTR法に骨移植材を併用しないことを推奨する
　＝（推奨の強さ「弱い推奨」，エビデンスの確実性「強い」）
② 根分岐部病変：GTR法に骨移植材を併用しないことを推奨する
　＝（推奨の強さ「弱い推奨」，エビデンスの確実性「強い」）

注　意

本CQでは，人工骨，自家骨および国内で使用可能な異種骨を検索対象としたが，骨移植材の材料による差については報告が少ない．また，骨欠損形態や術式の影響を考慮するには十分なエビデンスが認められず，この点がエビデンスの適用を制限する．歯周組織再生療法としてGTR法を実践するには，適応症の選択や術者の技量などから慎重に判断する必要がある．

1．背景・目的

　GTR法は，骨縁下欠損および2度根分岐部病変に適応症を示す歯周組織再生療法である．その理論は，GTR膜で確保されたスペースに歯根膜由来細胞を選択的に誘導することで歯周組織再生を促すことによる．そのため，骨欠損形態によってはGTR膜の形状が保たれず，歯周組織再生に必要なスペースメイキングが難しい場合もある．一方で歯周組織の再生には，さまざまな骨移植材（人工骨を含む）が利用されており，臨床的な効果も示されている．そこで，歯周組織再生効果のあるGTR法と骨移植術を併用した場合は，骨移植材のもつ骨伝導能，すなわちスペース維持のための足場としての機能が期待され，その相乗効果でGTR法単独の治療と比較して歯周組織は臨床的により改善する可能性が考えられる．

　CQ7では，歯周組織再生効果のあるGTR法と骨移植材を併用した場合は，GTR法単独の治療と比較して歯周組織はより改善するかという点を臨床的に評価することを目的とする．

2．文献の抽出

　選択される論文は，以下の PICO を満たすものとした．

（P）Patients：骨縁下欠損または根分岐部病変を有する患者

（I）Interventions：骨移植材を併用した GTR 法

（C）Comparisons：GTR 法

（O）Outcomes：プロービングデプス（PD）の減少量，臨床的アタッチメントゲイン，骨増加量，歯肉退縮量，根分岐部の完全閉鎖，根分岐部の部分閉鎖，根分岐部の水平的深さの減少量

　歯周外科治療 6～12 か月後に再評価を行っているランダム化比較試験を対象に検索を行った．電子検索データベースとして PubMed を検索し，英語論文のみレビューの対象とした（最終検索日 2022 年 8 月 20 日）．#1 AND #2 AND で検索後，骨縁下欠損に関しては，①の #3，根分岐部病変に関しては，②の #3 でフィルターをかけた．また，骨移植材に関しては，#4 でフィルターをかけた．最終的にこれらの文献ストラテジーから得られたメタアナリシスを行っている論文リストより，タイトル，アブストラクト，および本文に基づいて本 CQ の選択基準を満たす論文を選択した．

① 骨縁下欠損

seq	terms and sytrategy	hits
#1	"periodontal disease" [All Fields] OR "periodontitis" [All Fields]	119,163
#2	"Guided Tissue Regeneration, Periodontal/methods" [MeSH] OR "GTR" [All Fields] OR "Guided Tissue Regeneration" [All Fields]	8,700
#3	"intrabony defect" [Text Word] OR "infrabony defect" [Text Word] OR "intra bony defect*" [All Fields] OR "infra bony defect*" [All Fields] OR "intraosseus" [Text Word]	673
#4	"Bone Substitutes" [MeSH Terms] OR "Bone Substitutes" [Supplementary Concept] OR "bone substitute" [Text Word] OR "bone graft" [Text Word] OR "Bone Transplantation" [MeSH Terms] OR "Calcium Phosphates" [MeSH Terms] OR "autogenous bone" [Text Word] OR "deproteinized bovine bone mineral" [Text Word] OR "bone mineral" [Text Word] OR "xenograft" [Text Word] OR "alloplastic" [Text Word] OR "allogenic" [Text Word] OR "Minerals" [MeSH Terms]	371,847
#5	#1 AND #2 AND #3 AND #4	126

② 根分岐部病変

seq	terms and sytrategy	hits
#1	"periodontal disease" [All Fields] OR periodontitis [All Fields]	121,034
#2	"Guided Tissue Regeneration, Periodontal/methods" [MeSH] OR GTR [All Fields] OR "Guided Tissue Regeneration" [All Fields]	8,835
#3	"furcation" [All Fields] OR "furcation involvement" [All Fields] OR "interradicular lesions" [All Fields] OR "furcation defects/surgery" [MeSH Major Topic]	2,156
#4	"Bone Substitutes" [MeSH Terms] OR "Bone Substitutes" [Supplementary Concept] OR "bone substitute" [Text Word] OR "bone graft" [Text Word] OR "Bone Transplantation" [MeSH Terms] OR "Calcium Phosphates" [MeSH Terms] OR "autogenous bone" [Text Word] OR "deproteinized bovine bone mineral" [Text Word] OR "bone mineral" [Text Word] OR "xenograft" [Text Word] OR "alloplastic" [Text Word] OR "allogenic" [Text Word] OR "Minerals" [MeSH Terms]	377,870
#5	#1 AND #6 AND #8 AND #9	177

3. エビデンスの要約

① 骨縁下欠損

　4つのグループによる6件のランダム化比較試験が検索された[1-6]．骨欠損形態としては1壁性1件，1〜2壁性1件，2〜3壁性1件，規定がないもの3件であった．対象歯種に関しては前歯部から大臼歯部まで特に規定はなかった．観察期間はすべて術後12か月であった．対象パラメーターとしてはPDの減少量，歯肉退縮量，臨床的アタッチメントゲイン，骨欠損深さの減少量を解析した．これらのパラメーターのうち，歯肉退縮量に関しては，GTR法単独と比較して，骨移植材を併用したGTR法が有意に優れていた（平均値差−0.49，95％信頼区間［−0.16，−0.82］）．その他のパラメーターに関しては，両者に有意な差は認められなかった．GTR膜に関しては，我が国で使用可能な吸収性膜を利用している研究のみ評価対象とした．骨移植材に関しては，6件のうち，自家骨1件，硫酸カルシウム1件，炭酸カルシウム1件，ウシ由来異種骨3件とさまざまな材料が使用されていたため，材料ごとの評価はできなかった．今後，材料による治療効果の比較に関するランダム化比較試験のようなエビデンスレベルが高い研究報告が必要である．

② 根分岐部病変

　ランダム化比較試験2件が検索された[7,8]．対象としたのは，2度根分岐部病変で，1件は吸収性膜と骨移植材としてハイドロキシアパタイトを使用し，もう1件は吸収性膜とウシ由来異種骨を使用した．観察期間はすべて術後6か月と12か月であった．対象パラメーターとしてはPDの減少量，歯肉退縮量，臨床的アタッチメントゲイン，骨欠損深さの減少量，根分岐部の水平的深さの減少量，根分岐部の部分閉鎖を解析した．本CQで評価した論文において，根分岐部病変に対する骨移植材を併用したGTR法は，GTR法単独と比較して，これらのパラメーターについて，両者に有意な差が認められないという結果だった．今後は使用する骨移植材の種類も含めてランダム化比較試験のようなエビデンスレベルが高い研究報告の蓄積が待たれる．

4. 推奨の解説

1) アウトカム全般に対するエビデンスの確実性はどうか？

① 骨縁下欠損

　重大なアウトカムとして，PDの減少量と臨床的アタッチメントゲインに関して，介入群90名，対照群94名と患者数が多く，バイアスリスク，非直接性，非一貫性，不精確性など問題はなく，エビデンスの確実性は「中」とした．また，歯肉退縮量，骨欠損深さの減少量に関しても確実性の評価で問題はなく，エビデンスの確実性は「弱」と位置付けた．したがって，これらを統合したアウトカム全般に関するエビデンスの確実性は「中程度」であった．

② 根分岐部病変

　重大なアウトカムはPDの減少量，臨床的アタッチメントゲイン，根分岐部の水平的深さの減少量であり，メタアナリシスの結果から有意な差は認められなかった．バイアスリスク，非直接性，非一貫性，不精確性など問題はないが，介入群25名，対照群25名とサンプルサイズ不足のためエビデンスサイズは「弱」とした．したがって，これらを統合したアウトカム全般に関するエビデンスレベルの確実性は「弱い」であった．

2）望ましい効果と望ましくない効果のバランスはどうか？

　有害事象としては，膜の露出，感染が考えられるが，今回検索した論文では報告はなかった．GTR 法においては一定の頻度で多様な有害事象が生じることが予測され，テクニックセンシティブな術式であると考えられる．しかしながら，我が国で保険適応されている GTR 膜は吸収性であることも加味して，こうした有害事象が生じた際には，経過観察，消毒，および抗菌薬の局所または全身投与によってほとんどの症例が改善可能である．したがって，GTR 法がもたらす歯周組織改善効果を鑑みれば，望ましくない効果に比較して，十分に望ましい効果が上回っている．

3）直接的コストはどうか？

　歯周組織再生療法に使用する GTR 膜は保険適用のものがあり，自己負担額は数千円から約 1 万 5,000 円である．非吸収性膜を使用した場合は保険適応外であり，数万円である．これに対して，骨移植材を使用した GTR 法は移植材に依存する．抽出論文では自家骨，硫酸カルシウム，炭酸カルシウム，ウシ由来異種骨が使用されている．自家骨はコストがかからないが，他の骨移植材に関しては保険外診療となり Bio-Oss® のようなウシ由来異種骨は形態，量にもよるが，約 2 万円程度である．メタアナリシスの結果から，骨移植材の使用による，臨床パラメーターに大きな差が認められなかったことから，高コストではないかと考えられる．

4）患者の価値観や意向はどうか？

　検索した文献の結果から，GTR 法を用いた歯周組織再生療法に骨移植材を併用することで，有意な差が認められないという結果が得られた．GTR 法による歯周組織再生療法は，歯肉上皮細胞の下方増殖を抑制することができれば治療効果は高いが，手技が複雑なため，その効果は術者の技術に依存する．したがって，歯周組織再生療法の現在の主流はエナメルマトリックスデリバティブ（EMD）やリグロス® を用いるサイトカイン療法である．症例による使い分けが必要であるが，GTR 法自体が行われる件数が少ないこと，骨移植材の使用に有意な効果が認められないことから，骨移植材を併用した GTR 法を選択する意義は低い．

5）ワーキンググループ会議：推奨の方向と強さの判定
① 骨縁下欠損 または ② 根分岐部病変

　推奨の方向性として「骨縁下欠損または根分岐部病変に対して GTR 法に骨移植材を併用することを「推奨する」か「推奨しない」かで，ワーキンググループメンバーの意見が分かれたため，Delphi 法による投票を行った．1 度目の投票で，GTR 法に骨移植材を併用することを「推奨しない」（71%）が「推奨する」（29%）を大きく上回り，メンバーからの 7 割以上の支持を得たため，最終的に CQ 担当者の臨床経験的側面からの意見を加味し，「GTR 法に骨移植材を併用しないことを推奨する＝（推奨の強さ「弱い推奨」，エビデンスの確実性「強い」）」が採択された．

5. エビデンスとして採用した主要な論文の構造化抄録

① 骨縁下欠損

1) Paolantonio M：Combined periodontal regenerative technique in human intrabony defects by collagen membranes and anorganic bovine bone. A controlled clinical study. J Periodontol, 73：158-166, 2002.

目　　　　的：1壁性骨欠損に対する吸収性コラーゲン膜を使用した GTR 法とウシ由来異種骨を併用した GTR 法の治療効果を比較する.

研究デザイン：ランダム化比較試験, スプリットマウス, 盲検化の有無は記載なし

研　究　施　設：Chieti School of Dentistry, Department of Periodontology, Chieti, Italy.

対　　　　象：選択基準は, 34名（女性19名, 男性15名, 平均年齢48±12歳）の全身的に健康, 非喫煙者で中程度から重度慢性歯周炎と診断された患者. 歯周組織検査で2か所以上の6mm 以上の PD を有し, エックス線上で, 最低50%の骨吸収率の4mm 以上の1壁性骨欠損を有する患者. 骨欠損状態は手術時に目視で再度確認した.

介　　　　入：各17名の2グループにランダムに患者を分け, 一方のグループは吸収性膜を用いた GTR 法（Control）を行い, もう一方はウシ由来異種骨を併用した吸収性膜を用いた GTR 法（CPRT, Test）を行った.

評　価　項　目：PD, 臨床的アタッチメントレベル（CAL）, 歯肉退縮量, 垂直的骨レベルを術前と術後12か月目に測定した.

結　　　　果：12か月後の評価で, 両グループともにベースラインよりも各項目で改善が認められた. Control 群と Test 群間での比較で, Test 群は CAL（$p<0.05$）と垂直的骨レベル（$p<0.01$）の有意な改善が認められた. Control 群では歯肉退縮量の値が有意に高かった.

結　　　　論：吸収性 GTR 膜単独使用と比較して, 骨移植材を併用した吸収性 GTR 膜の使用が骨縁下欠損に対して有効であった.

2) Paolantonio M, Perinetti G, Dolci M, Perfetti G, Tetè S, Sammartino G, Femminella B, Graziani F：Surgical treatment of periodontal intrabony defects with calcium sulfate implant and barrier versus collagen barrier or open flap debridement alone：a 12-month randomized controlled clinical trial. J Periodontol, 79：1886-1893, 2008.

目　　　　的：歯周炎による骨縁下欠損に対する歯周組織再生療法において, 吸収性コラーゲン膜と骨移植材として硫酸カルシウムの併用（CS）, 吸収性コラーゲン膜を用いた GTR 法（CM）, open flap debridement（ODF）の三者の比較を行う.

研究デザイン：ランダム化比較試験, スプリットマウス, 盲検化の有無は記載なし

研　究　施　設：Department of Periodontology, University "G. D'Annunzio" School of Dentistry, Chieti, Italy.

対　　　　象：選択基準は, 51名（女性29名, 男性22名, 平均年齢46±8歳）の全身

　　　　　　　　的に健康，非喫煙者で中程度から重度慢性歯周炎と診断された患者．歯周
　　　　　　　　組織検査で PD 6 mm 以上で，4 mm 以上の 2〜3 壁性骨欠損を有する患者．

介　　　　入：51 名をランダムに 3 グループ 17 名に分け，① ODF のみのグループ，② 吸収性膜と骨移植材として硫酸カルシウムの併用（CS グループ），③吸収性膜を用いた GTR 法（CM グループ）で検討を行った．

評 価 項 目：PD，CAL，歯肉退縮量，骨欠損深さを術前と術後 12 か月目に測定した．

結　　　　果：12 か月後の評価で，3 グループともにベースラインよりも各項目で改善が認められた（PD と CAL は $p<0.001$，歯肉退縮量と骨欠損深さは $p<0.05$）．3 グループ間の比較でも各項目で差が認められた（PD，CAL，骨欠損深さは $p<0.001$，歯肉退縮量は $p<0.05$）．CM グループ，CS グループは ODF グループと比較して，PD，CAL，骨欠損深さで改善率が高かった．PD，CAL，DBL について，CM グループと CS グループ間では臨床パラメーターに差が認められなかった．歯肉退縮量について，CS グループは，ODF グループ，CM グループより有意に改善を認めた．

結　　　　論：骨縁下欠損に対して ODF と比較して歯周組織再生療法は付加的に有益であった．歯肉退縮量に関して骨移植材の使用は有効であった．

② 根分岐部病変

1）Belal MH, Al-Noamany FA, El-Tonsy MM, El-Guindy HM, Ishikawa I：Treatment of human class Ⅱ furcation defects using connective tissue grafts, bioabsorbable membrane, and resorbable hydroxylapatite：a comparative study. J Int Acad Periodontol, 7：114-128, 2005.

目　　　　的：下顎 2 度根分岐部病変に吸収性ハイドロキシアパタイト（HA Resorb）と GTR 膜として吸収性膜（ポリグリコール酸/ポリ乳酸：PGA/PLA）または結合組織移植片（CTG）を使用後の臨床パラメーターを評価する．

研究デザイン：ランダム化比較試験，スプリットマウス，盲検化の有無は記載なし

研 究 施 設：Department of Oral Medicine and Periodontology, Faculty of Dentistry, El-Minya University, El-Minya, Egypt.

対　　　　象：慢性歯周炎と診断された 20 名の外来受診患者の 50 か所を選択し，5 つのグループに分けた．

介　　　　入：① PGA/PLA グループ，② PGA/PLA および吸収性ハイドロキシアパタイトグループ，③ CTG グループ，④ CTG および吸収性ハイドロキシアパタイト使用グループ，⑤ OFD のみのグループ（コントロール）．

評 価 項 目：垂直的および水平的 PD，CAL，歯肉退縮量を術前と術後 12 か月目に測定した．また，口内法によるデンタルエックス線撮影（平行法）を術前と術後 6 か月，12 か月目に行い，骨形成量を測定した．さらに 12 か月後に対象部位の歯肉を剥離し，分岐部の状態を目視で確認した．

結　　　　果：①〜④すべてのグループは，⑤グループと比較して，臨床パラメーター（PD，CAL，歯肉退縮量）と骨形成量の改善が認められた．しかし，統計学的に有意な差は認められなかった．根分岐部病変の完全閉鎖率は①と

　　　　　　　③が 20％，②と④が 40％，⑤が 0％であった．また 2 度以上の根分岐部
　　　　　　　病変の残存率は①と③が 40％，②と④が 20〜30％，⑤が 80％であった．
　　　　　　　エックス線による骨形成量は，②と④が 6，12 か月で認められたのに対
　　　　　　　し，①と③では 12 か月でのみ認められた．

結　　　　論：吸収性 GTR 膜単独使用と比較して，骨移植材を併用した吸収性 GTR 膜
　　　　　　　の使用が根分岐部病変の完全閉鎖と骨形成に有効という結果が得られた．

2）Simonpietri-C JJ, Novaes AB Jr, Batista EL Jr, Filho EJ：Guided tissue regeneration
　associated with bovine-derived anorganic bone in mandibular class Ⅱ furcation defects.
　6-month results at re-entry. J Periodontol, 71：904-911, 2000.

目　　　　的：下顎 2 度根分岐部病変にセルロース膜を用いた GTR 法とウシ由来異種骨
　　　　　　　（ABB）を併用した GTR 法での臨床パラメーターを評価する．
研究デザイン：ランダム化比較試験，スプリットマウス，盲検化の有無は記載なし
研 究 施 設：Department of Periodontology, School of Dentistry, Federal University of
　　　　　　　Rio de Janeiro, Rio de Janeiro, RJ, Brazil.
対　　　　象：中程度から重度慢性歯周炎と診断された14名の外来受診患者の30か所を
　　　　　　　選択し，2 つグループに分けた．
介　　　　入：①ウシ由来異種骨＋セルロース膜グループ（GTR＋ABB），②セルロース
　　　　　　　膜単独使用した GTR 法のグループ（GTR）
評 価 項 目：PD，CAL，歯肉辺縁の位置，歯槽頂の高さ，垂直的/水平的骨欠損深さ
　　　　　　　（VDD，HDD）を術前と術後 6 か月目に測定した．
結　　　　果：6 か月後の検査では，両グループで術前と比較して有意に PD と CAL の
　　　　　　　改善が認められたが，両グループ間では有意差は認められなかった．歯肉
　　　　　　　退縮量に関しても GTR＋ABB グループ（0.87±0.83 mm），GTR グルー
　　　　　　　プ（0.46±1.19 mm）と差が認められなかった．VDD に関しても，両グ
　　　　　　　ループで差が認められなかった（GTR：1.60±1.50 mm；GTR＋ABB：
　　　　　　　1.80±2.11 mm）．HDD のみ両グループで有意な差が認められた（GTR：
　　　　　　　2.47±0.99 mm；GTR＋ABB：3.27±1.39 mm）．
　　　　　　　PD の減少量は GTR グループ（3.2±0.74 mm）と比較して GTR＋ABB グ
　　　　　　　ループ（4.06±0.38 mm）で有意に大きかった．臨床的アタッチメントゲ
　　　　　　　インは GTR グループ 2.50±0.74 mm と比較して GTR＋ABB グループ 3.54
　　　　　　　±0.36 mm だった．エックス線画像の骨欠損深さの減少量は，同様に GTR
　　　　　　　グループ（1.60±0.51 mm）と比較して GTR＋ABB グループ（2.40±
　　　　　　　0.51 mm）だった．
結　　　　論：GTR＋ABB は下顎 2 度根分岐部病変の水平方向の欠損改善を認めたが，
　　　　　　　軟部組織の変化に関して GTR 法単独群と比較した場合，有意な結果は得
　　　　　　　られなかった．

6. エビデンスプロファイル

　　CQ7　骨縁下欠損または根分岐部病変に対して，GTR 法に骨移植材を併用することは，併用しない場合よりも推奨されますか？

① 骨縁下欠損

研究数	研究 デザイン	確実性の評価					患者数		効果		エビデンス の確実性	重要 性
		バイアスの リスク	非直接性	非一貫性	不精確性	その他の検討	介入群	対照群	オッズ比 （95％CI）	平均値差 （95％CI）		
PD の減少量（mm）：観察期間 12 か月												
6	ランダム化 比較試験	深刻ではない	深刻ではない	深刻ではない	深刻ではない	深刻ではない	90	94	—	0.06 [−0.39, 0.50]	中	重大
歯肉退縮量（mm）：観察期間 12 か月												
6	ランダム化 比較試験	深刻ではない	深刻ではない	深刻ではない	深刻ではない	深刻ではない	90	94	—	0.49 [0.16, 0.82]	弱	重要
臨床的アタッチメントゲイン（mm）：観察期間 12 か月												
6	ランダム化 比較試験	深刻ではない	深刻ではない	深刻ではない	深刻ではない	深刻ではない	90	94	—	−0.19 [−0.53, 0.16]	中	重大
骨欠損深さの減少量（mm）：観察期間 12 か月												
6	ランダム化 比較試験	深刻ではない	深刻ではない	深刻ではない	深刻ではない	深刻	90	94	—	−0.04 [−0.34, 0.27]	弱	重要

CI：信頼区間

② 根分岐部病変

研究数	研究 デザイン	確実性の評価					患者数		効果		エビデンス の確実性	重要 性
		バイアスの リスク	非直接性	非一貫性	不精確性	その他の検討	介入群	対照群	オッズ比 （95％CI）	平均値差 （95％CI）		
PD の減少量（mm）：観察期間 12 か月												
2	ランダム化 比較試験	深刻ではない	深刻ではない	深刻ではない	深刻ではない	深刻ではない	25	25	—	−0.01 [−0.37, 0.34]	弱	重大
歯肉退縮量（mm）：観察期間 12 か月												
2	ランダム化 比較試験	深刻ではない	深刻ではない	深刻ではない	深刻ではない	深刻ではない	25	25	—	0.19 [−0.20, 0.58]	弱	重要
臨床的アタッチメントゲイン（mm）：観察期間 12 か月												
2	ランダム化 比較試験	深刻ではない	深刻ではない	深刻ではない	深刻ではない	深刻ではない	25	25	—	−0.05 [−0.49, 0.40]	弱	重大
骨欠損深さの減少量（mm）：観察期間 12 か月												
2	ランダム化 比較試験	深刻ではない	深刻ではない	深刻ではない	深刻ではない	深刻ではない	25	25	—	−0.13 [−1.39, 1.13]	弱	重要
根分岐部の水平的深さの減少量（mm）：観察期間 12 か月												
2	ランダム化 比較試験	深刻ではない	深刻ではない	深刻ではない	深刻ではない	深刻ではない	25	25	—	−0.32 [−0.96, 0.31]	弱	重大
根分岐部の部分閉鎖：観察期間 12 か月												
2	ランダム化 比較試験	深刻ではない	深刻ではない	深刻ではない	深刻ではない	深刻ではない	20/25 （80％）	17/25 （68％）	0.53 [0.15, 1.95]	—	弱	重要

CI：信頼区間

7. フォレストプロット

① 骨縁下欠損

PD の減少量（mm）：観察期間 12 か月

Study or Subgroup	GTR 法 Mean	GTR 法 SD	GTR 法 Total	GTR 法＋骨移植材 Mean	GTR 法＋骨移植材 SD	GTR 法＋骨移植材 Total	Weight	平均値差 IV, Random, 95% CI
Batista Jr. 1999	4.61	1.6	13	4.46	1.5	13	9.7%	0.15 [-1.04, 1.34]
Kim 1996	4.8	1.8	19	4.5	1.7	14	9.6%	0.30 [-0.90, 1.50]
Paolantonio 2002	5.58	1	17	5.76	1.6	17	14.0%	-0.18 [-1.08, 0.72]
Paolantonio 2008	4.4	0.95	17	5.2	1.11	17	18.2%	-0.80 [-1.49, -0.11]
Paolantonio 2010	5.2	0.7	14	4.4	1	14	19.6%	0.80 [0.16, 1.44]
Stavropoulos 2003	3.9	0.4	14	3.8	0.4	15	28.8%	0.10 [-0.19, 0.39]
Total（95% CI）			94			90	100.0%	**0.06 [-0.39, 0.50]**

Heterogeneity：Tau²=0.16；Chi²=11.52, df=5（P=0.04）；I²=57%
Test for overall effect：Z=0.26（P=0.80）

（平均値差 IV, Random, 95% CI／GTR法＋骨移植材群優位／GTR法群優位）

歯肉退縮量（mm）：観察期間 12 か月

Study or Subgroup	GTR 法 Mean	GTR 法 SD	GTR 法 Total	GTR 法＋骨移植材 Mean	GTR 法＋骨移植材 SD	GTR 法＋骨移植材 Total	Weight	平均値差 IV, Fixed, 95% CI
Batista Jr. 1999	1.84	0.89	13	1.3	0.48	13	35.8%	0.54 [-0.01, 1.09]
Kim 1996	0.9	1.2	19	0.8	1.8	14	9.2%	0.10 [-0.99, 1.19]
Paolantonio 2002	1.52	1.6	17	0.75	0.44	17	17.4%	0.77 [-0.02, 1.56]
Paolantonio 2008	1.6	1.22	17	2.1	1.62	17	11.6%	-0.50 [-1.46, 0.46]
Paolantonio 2010	2	1.34	14	0.5	0.84	14	15.8%	1.50 [0.67, 2.33]
Stavropoulos 2003	1.1	1.2	14	1.3	1.6	15	10.3%	-0.20 [-1.23, 0.83]
Total（95% CI）			94			90	100.0%	**0.49 [0.16, 0.82]**

Heterogeneity：Chi²=12.51, df=5（P=0.03）；I²=60%
Test for overall effect：Z=2.94（P=0.003）

（平均値差 IV, Fixed, 95% CI／GTR法＋骨移植材群優位／GTR法群優位）

臨床的アタッチメントゲイン（mm）：観察期間 12 か月

Study or Subgroup	GTR 法 Mean	GTR 法 SD	GTR 法 Total	GTR 法＋骨移植材 Mean	GTR 法＋骨移植材 SD	GTR 法＋骨移植材 Total	Weight	平均値差 IV, Fixed, 95% CI
Batista Jr. 1999	2.85	1.46	13	3.15	1.4	13	9.7%	-0.30 [-1.40, 0.80]
Kim 1996	4	2.1	19	3.3	1.4	14	8.2%	0.70 [-0.50, 1.90]
Paolantonio 2002	4	1.27	17	5.05	1.56	17	12.8%	-1.05 [-2.01, -0.09]
Paolantonio 2008	2.7	1.04	17	3.1	1	17	24.9%	-0.40 [-1.09, 0.29]
Paolantonio 2010	3.2	0.68	14	3.9	1.58	14	14.4%	-0.70 [-1.60, 0.20]
Stavropoulos 2003	2.9	0.7	14	2.5	1	15	30.0%	0.40 [-0.22, 1.02]
Total（95% CI）			94			90	100.0%	**-0.19 [-0.53, 0.16]**

Heterogeneity：Chi²=10.29, df=5（P=0.07）；I²=51%
Test for overall effect：Z=1.07（P=0.28）

（平均値差 IV, Fixed, 95% CI／GTR法＋骨移植材群優位／GTR法群優位）

骨欠損深さの減少量（mm）：観察期間 12 か月

Study or Subgroup	GTR 法 Mean	GTR 法 SD	GTR 法 Total	GTR 法＋骨移植材 Mean	GTR 法＋骨移植材 SD	GTR 法＋骨移植材 Total	Weight	平均値差 IV, Fixed, 95% CI
Batista Jr. 1999	2.76	0.72	13	2.69	1.03	13	20.0%	0.07 [-0.61, 0.75]
Kim 1996	6.4	2.4	19	6.6	1.6	14	5.0%	-0.20 [-1.57, 1.17]
Paolantonio 2002	5.17	1.28	17	5.76	1.49	17	10.7%	-0.59 [-1.52, 0.34]
Paolantonio 2008	2.3	1.44	17	2.4	1.56	17	9.2%	-0.10 [-1.11, 0.91]
Paolantonio 2010	2.4	0.68	14	3.1	1.44	14	13.4%	-0.70 [-1.53, 0.13]
Stavropoulos 2003	3.1	0.6	14	2.8	0.7	15	41.7%	0.30 [-0.17, 0.77]
Total（95% CI）			94			90	100.0%	**-0.04 [-0.34, 0.27]**

Heterogeneity：Chi²=5.88, df=5（P=0.32）；I²=15%
Test for overall effect：Z=0.24（P=0.81）

（平均値差 IV, Fixed, 95% CI／GTR法＋骨移植材群優位／GTR法群優位）

CQ 7　骨縁下欠損または根分岐部病変に対して，GTR 法に骨移植材を併用することは，併用しない場合よりも推奨されますか？

② 根分岐部病変

PD の減少量（mm）：観察期間 12 か月

Study or Subgroup	GTR 法			GTR 法＋骨移植材			Weight	平均値差 IV, Fixed, 95% CI
	Mean	SD	Total	Mean	SD	Total		
Belal 2005	3.43	0.35	10	3.39	0.55	10	78.1%	0.04 [-0.36, 0.44]
Simonpietri-C 2000	1.73	0.96	15	1.93	1.16	15	21.9%	-0.20 [-0.96, 0.56]
Total（95% CI）			25			25	100.0%	-0.01 [-0.37, 0.34]

Heterogeneity：Chi^2=0.30, df=1（P=0.59）；I^2=0%
Test for overall effect：Z=0.07（P=0.94）

歯肉退縮量（mm）：観察期間 12 か月

Study or Subgroup	GTR 法			GTR 法＋骨移植材			Weight	平均値差 IV, Fixed, 95% CI
	Mean	SD	Total	Mean	SD	Total		
Belal 2005	0.2	0.6	10	0.1	0.45	10	71.4%	0.10 [-0.36, 0.56]
Simonpietri-C 2000	-0.46	1.19	15	-0.87	0.83	15	28.6%	0.41 [-0.32, 1.14]
Total（95% CI）			25			25	100.0%	0.19 [-0.20, 0.58]

Heterogeneity：Chi^2=0.49, df=1（P=0.48）；I^2=0%
Test for overall effect：Z=0.94（P=0.35）

臨床的アタッチメントゲイン（mm）：観察期間 12 か月

Study or Subgroup	GTR 法			GTR 法＋骨移植材			Weight	平均値差 IV, Fixed, 95% CI
	Mean	SD	Total	Mean	SD	Total		
Belal 2005	3.34	0.59	10	3.47	0.58	10	75.3%	-0.13 [-0.64, 0.38]
Simonpietri-C 2000	1.27	1.44	15	1.07	1.03	15	24.7%	0.20 [-0.70, 1.10]
Total（95% CI）			25			25	100.0%	-0.05 [-0.49, 0.40]

Heterogeneity：Chi^2=0.39, df=1（P=0.53）；I^2=0%
Test for overall effect：Z=0.21（P=0.83）

骨欠損深さの減少量（mm）：観察期間 12 か月

Study or Subgroup	GTR 法			GTR 法＋骨移植材			Weight	平均値差 IV, Fixed, 95% CI
	Mean	SD	Total	Mean	SD	Total		
Belal 2005	7.15	5.6	10	6.42	5.1	10	7.2%	0.73 [-3.96, 5.42]
Simonpietri-C 2000	1.6	1.5	15	1.8	2.11	15	92.8%	-0.20 [-1.51, 1.11]
Total（95% CI）			25			25	100.0%	-0.13 [-1.39, 1.13]

Heterogeneity：Chi^2=0.14, df=1（P=0.71）；I^2=0%
Test for overall effect：Z=0.21（P=0.84）

根分岐部の水平的深さの減少量（mm）：観察期間 12 か月

Study or Subgroup	GTR 法			GTR 法＋骨移植材			Weight	平均値差 IV, Fixed, 95% CI
	Mean	SD	Total	Mean	SD	Total		
Belal 2005	3.9	1.3	10	4.5	1.3	10	30.9%	-0.60 [-1.74, 0.54]
Simonpietri-C 2000	1.73	0.96	15	1.93	1.16	15	69.1%	-0.20 [-0.96, 0.56]
Total（95% CI）			25			25	100.0%	-0.32 [-0.96, 0.31]

Heterogeneity：Chi^2=0.33, df=1（P=0.57）；I^2=0%
Test for overall effect：Z=1.00（P=0.32）

根分岐部の部分閉鎖：観察期間 12 か月

Study or Subgroup	GTR 法 Events	Total	GTR法＋骨移植材 Events	Total	Weight	オッズ比 M-H, Random, 95% CI
Belal 2005	6	10	8	10	42.1%	0.38 [0.05, 2.77]
Simonpietri-C 2000	11	15	12	15	57.9%	0.69 [0.12, 3.79]
Total（95% CI）		25		25	100.0%	0.53 [0.15, 1.95]
Total events	17		20			

Heterogeneity：Tau^2＝0.00；Chi^2＝0.20, df＝1（P＝0.65）；I^2＝0%
Test for overall effect：Z＝0.95（P＝0.34）

オッズ比 M-H, Random, 95% CI

0.01 0.1 1 10 100
GTR法＋骨移植材群優位　　GTR法群優位

8. 参考文献

1．Paolantonio M, Femminella B, Coppolino E, Sammartino G, D'Arcangelo C, Perfetti G, Perinetti G：Autogenous periosteal barrier membranes and bone grafts in the treatment of periodontal intrabony defects of single-rooted teeth：a 12-month reentry randomized controlled clinical trial. J Periodontol, 81：1587-1595, 2010.

2．Kim CK, Choi EJ, Cho KS, Chai JK, Wikesjo UM：Periodontal repair in intrabony defects treated with a calcium carbonate implant and guided tissue regeneration. J Periodontol, 67：1301-1306, 1996.

3．Batista EL Jr., Novaes AB Jr, Simonpietri JJ, Batista FC：Use of bovine-derived anorganic bone associated with guided tissue regeneration in intrabony defects. Six-month evaluation at re-entry. J Periodontol, 70：1000-1007, 1999.

4．Paolantonio M：Combined periodontal regenerative technique in human intrabony defects by collagen membranes and anorganic bovine bone. A controlled clinical study. J Periodontol, 73：158-166, 2002.

5．Stavropoulos A, Karring ES, Kostopoulos L, Karring T：Deproteinized bovine bone and gentamicin as an adjunct to GTR in the treatment of intrabony defects：a randomized controlled clinical study. J Clin Periodontol, 30：486-495, 2003.

6．Paolantonio M, Perinetti G, Dolci M, Perfetti G, Tetè S, Sammartino G, Femminella B, Graziani F：Surgical treatment of periodontal intrabony defects with calcium sulfate implant and barrier versus collagen barrier or open flap debridement alone：a 12-month randomized controlled clinical trial. J Periodontol, 79：1886-1893, 2008.

7．Simonpietri-C JJ, Novaes AB Jr, Batista EL Jr, Filho EJ：Guided tissue regeneration associated with bovine-derived anorganic bone in mandibular class Ⅱ furcation defects. 6-month results at re-entry. J Periodontol, 71：904-911, 2000.

8．Belal MH, Al-Noamany FA, El-Tonsy MM, El-Guindy HM, Ishikawa I：Treatment of human class Ⅱ furcation defects using connective tissue grafts, bioabsorbable membrane, and resorbable hydroxylapatite：a comparative study. J Int Acad Periodontol, 7：114-128, 2005.

骨縁下欠損または根分岐部病変に対して，EMDを用いた歯周組織再生療法に骨移植材を併用することは，併用しない場合よりも推奨されますか？

推奨

① 骨縁下欠損：EMD に骨移植材を併用しないことを推奨する
= （推奨の強さ「弱い推奨」，エビデンスの確実性「弱い」）
② 根分岐部病変：EMD に骨移植材を併用しないことを推奨する
= （推奨の強さ「弱い推奨」，エビデンスの確実性「非常に弱い」）

注意

本 CQ では人工骨，自家骨および国内で使用可能な異種骨を検索対象とした．骨欠損形態や術式の影響を考慮するには十分なエビデンスが認められず，この点がエビデンスの適用を制限する．また，根分岐部病変に関しては1件のランダム化比較試験から得られたエビデンスであり，エビデンスが不十分であることを考慮する必要がある．

1. 背景・目的

　歯周組織再生療法における材料の第一選択肢としてエナメルマトリックスデリバティブ（EMD）は長い間用いられてきた．その有効性は広く知られているものの，限界点として「EMD がゲル状であること」があげられる[1]．骨欠損部に EMD を用いた際，欠損形態によっては軟組織の形状が保たれず，歯周組織再生に必要なスペースを維持することが困難となる可能性がある．これに対する解決策として骨移植材の併用が考えられる[2]．EMD と骨移植材を併用する根拠は，両材料の相乗効果の可能性にある．EMD には歯根膜細胞の増殖と付着，成長因子・サイトカイン・細胞外マトリックスの発現，およびミネラル化促進が期待され，骨移植材には欠損部位での骨伝導能，歯周組織再生のためのスペース維持の足場としての機能が期待される．この相乗効果は骨縁下欠損と根分岐部病変の両方で期待される．

　また，骨移植は自家骨移植，同種他家骨移植，異種骨移植，人工骨移植に分けられ，EMDとの併用を前提とした場合，どのような移植材を用いるべきであるか検討する必要がある．

　CQ8 では，現在，我が国での臨床適用を前提とし，①骨縁下欠損に EMD と骨移植材を併用した場合，②根分岐部病変に EMD と骨移植材を併用した場合について，EMD の単独使用と比較し，系統的に評価することを目的とする．

2. 文献の抽出

　選択される論文は，以下の PICO を満たすものとした．
（P）Patients：深い骨縁下欠損/2度以上の根分岐部病変を有する歯周病患者

（I）Interventions：EMD と骨移植材の併用

（C）Comparisons：EMD の単独使用

（O）Outcomes：歯の脱落，臨床的アタッチメントゲイン，プロービングデプス（PD）の減
少量，骨欠損深さの減少量，骨欠損の改善率，歯肉退縮量，根分岐部病変の改善（あら
ゆる指標・分類を含める）

　電子検索データベースとして PubMed を検索し，英語論文のみを検索した（最終検索日
2022 年 3 月 2 日）．歯周病もしくは根分岐部病変に関する検索用語，EMD に関する検索用
語，ならびに骨移植材に関する検索用語をかけ合わせ検索を行った．検索の際には研究デザ
インおよび研究期間による制限は行わなかった．文献検索から得られた論文リストより，タ
イトル，アブストラクト，および本文に基づいて本 CQ の PICO に合致するランダム化比較
試験を選出した．また 6 か月以上のフォローアップを行った研究のみを採用した．さらに，
歯周病学に関連する以下のジャーナルに対してハンドサーチを行ったが，追加の論文は得ら
れなかった．：Journal of Clinical Periodontology, Journal of Periodontology, The International Journal of Periodontics and Restorative Dentistry, Journal of Periodontal Research.

① 骨縁下欠損

seq	terms and strategy	hits
#1	"periodontal pocket" [MeSH Terms] OR "periodontal regeneration" [All Fields] OR "periodont*" [All Fields] OR "intrabony defect" [Text Word] OR "infrabony defect" [Text Word] OR "intra bony defect*" [All Fields] OR "infra bony defect*" [All Fields] OR "intraosseus" [Text Word]	132,707
#2	"enamel matrix proteins" [Supplementary Concept] OR "emdogain*" [All Fields] OR "enamel matrix derivative*" [All Fields] OR "enamel matrix protein*" [All Fields] OR "dental enamel protein*" [All Fields] OR "enamel protein*" [All Fields]	2,952
#3	"Bone Substitutes" [MeSH Terms] OR "Bone Substitutes" [Supplementary Concept] OR "bone substitute" [Text Word] OR "bone graft" [Text Word] OR "Bone Transplantation" [MeSH Terms] OR "Calcium Phosphates" [MeSH Terms] OR "autogenous bone" [Text Word] OR "deproteinized bovine bone mineral" [Text Word] OR "bone mineral" [Text Word] OR "xenograft" [Text Word] OR "alloplastic" [Text Word] OR "allogenic" [Text Word]	222,177
#4	#1 AND #2 AND #3	279

② 根分岐部病変

seq	terms and strategy	hits
#1	"furcation" [All Fields] OR "furcation involvement" [All Fields] OR "interradicular lesions" [All Fields] OR "furcation defects/surgery" [MeSH Major Topic]	2,113
#2	"enamel matrix proteins" [Supplementary Concept] OR "emdogain*" [All Fields] OR "enamel matrix derivative*" [All Fields] OR "enamel matrix protein*" [All Fields] OR "dental enamel protein*" [All Fields] OR "enamel protein*" [All Fields]	2,952
#3	"Bone Substitutes" [MeSH Terms] OR "Bone Substitutes" [Supplementary Concept] OR "bone substitute" [Text Word] OR "bone graft" [Text Word] OR "Bone Transplantation" [MeSH Terms] OR "Calcium Phosphates" [MeSH Terms] OR "autogenous bone" [Text Word] OR "deproteinized bovine bone mineral" [Text Word] OR "bone mineral" [Text Word] OR "xenograft" [Text Word] OR "alloplastic" [Text Word] OR "allogenic" [Text Word]	222,177
#4	#1 AND #2 AND #3	29

　　論文検索により骨縁下欠損に関する論文は279報が検索され, このうちPICOに合致する
ランダム化比較試験は17報であった. 根分岐部病変に関する論文は29報が得られたものの
ランダム化比較試験は1報のみであった.

---

3. エビデンスの要約

① 骨縁下欠損

　17報の論文が検索され[3-19], このうち同一研究の異なる観察期間のものを同一研究とする
と14研究が組み入れられた. このうち, 自家骨に関するランダム化比較試験は3研究[3-5],
異種骨が4研究[6-9], 人工骨が7研究(10報)[10-19]であった. 異種骨はすべての研究で脱タン
パクウシ骨ミネラル(DBBM)が用いられていた. 重大アウトカムである"歯の脱落"を評
価した研究は存在せず, 臨床的アタッチメントゲイン, PDの減少量, 骨欠損深さの減少量,
骨欠損の改善率(%), 歯肉退縮量が評価された. 本CQでは観察期間を短期(≦6か月), 中
期(6か月<かつ≦12か月), 長期(12か月<)に分けてメタアナリシスを行った. 短期に
よる評価のエビデンスは臨床的有用性が低く, 長期のエビデンスは報告が少ないことから,
本CQでは中期の観察期間のメタアナリシスを主に評価した.

　　重大アウトカムである臨床的アタッチメントゲインではすべての骨移植材で群間に統計学
的有意差を認めなかった. PDの減少量では自家骨使用にて群間に統計学的有意差を認めた
ものの(平均値差−0.96, 95%信頼区間[−1.37, −0.56]), DBBMおよび人工骨では統計学的
有意差は認めなかった. エックス線における骨欠損深さの改善においては自家骨および人工
骨の使用では統計学的有意差を認めなかったが, DBBM使用では有意な改善を認めた(平均
値差−0.68, 95%信頼区間[−1.25, −0.12]). 骨レベルの改善をエックス線における骨欠損の
改善率(%)で検証した研究は少なかったため, 全研究期間を含めてメタアナリシスを行っ
た. 自家骨およびDBBM使用時の検証が行われており, 両方で群間に統計学的有意差を認
めなかった. 重要アウトカムの歯肉退縮量では, 自家骨では群間に統計学的有意差を認めな
かったが, DBBMおよび人工骨では歯肉退縮量は少なかった. すべての骨移植材を統合した
結果では群間に統計学的有意差を認めた(平均値差−0.24, 95%信頼区間[−0.40, −0.07]).

　　現在のところ, 骨欠損形態を限定し, 評価を行った研究は認められなかった. この点を考
慮してエビデンスを評価する必要がある.

② 根分岐部病変

　歯周組織再生療法の主な適応症となる2度以上の根分岐部病変に関する論文のみを採用し
た. ランダム化比較試験は1報しか見当たらず, これは人工骨を用いたものであった[20]. ラ
ンダム化比較試験では下顎2度根分岐部病変にEMD単独とEMD+β-TCP, EMD+HA/
β-TCPを用い, 6か月後および12か月後に評価した. 水平的臨床的アタッチメントゲイン,
垂直的臨床的アタッチメントゲイン, PDの減少量が評価され, 群間に統計学的有意差を認
めなかった.

4. 推奨の解説

1) アウトカム全般に対するエビデンスの確実性はどうか？
① 骨縁下欠損

多くの論文でランダム化および隠蔽化に関する記載が不十分であり，バイアスのリスクは［深刻］とした．重大なアウトカムのうち，PD の減少量（mm），骨欠損深さの減少量（mm）で統計学的異質性が大きかったため，非一貫性は［深刻］とした．以上より，エビデンスの確実性は「弱い」とした．

② 根分岐部病変

組み入れた1つの論文[20]のバイアスのリスクは低かったものの，人工骨を用いた1つの論文からのエビデンスであるため，エビデンスの確実性は「非常に弱い」とした．

2) 望ましい効果と望ましくない効果のバランスはどうか？

解析対象となった研究では，EMD 使用による不快症状は報告されていない．自家骨を用いた研究[3-5]では，「特筆すべき合併症は認められなかった」と報告されていたが，自家骨採取は侵襲を伴うことから，EMD 単独使用と比較すると不快症状が大きいと考えられる．DBBM は，我が国においては歯周組織再生療法において高度管理医療機器の非吸収性骨再生用材料として承認されているが，未知の病原体混入の可能性はゼロとはいえない[21]．人工骨使用による望ましくない効果は想定されない．

3) 直接的コストはどうか？

適用部位にかかわらず EMD の使用は保険適用外であり，自由診療で行われる．材料費は最小容量のカートリッジ1本（0.15 mL）が約1万5,000円で，これに技術料が加算される．そのため，患者負担額は歯科医院によって異なるが，数万円である．骨移植は用いる材料によって材料費は異なるが，数万円となる．ゆえに両治療法を併用することにより，治療費はおおむね2倍になると推察される．

4) 患者の価値観や意向はどうか？

上記のように自家骨採取は外科的侵襲を伴うため，患者の意向を考慮する必要がある．また，EMD および DBBM は動物性材料であるため，患者の宗教的・文化的背景によっては，動物由来の材料を用いることへの価値観が大きく変動する可能性があることに留意するべきだろう．

5) ワーキンググループ会議：推奨の方向と強さの判定
① 骨縁下欠損

すべてのワーキンググループ委員が「EMD に骨移植材を併用しないことを推奨する＝（推奨の強さ「弱い推奨」，エビデンスの確実性「弱い」）」を支持した．今回採用したエビデンスは骨欠損形態を限定したものではないことから，現時点では「骨縁下欠損全般に対し，EMD と骨移植材の併用を選択する」ということは推奨されないといえる．ただし，骨欠損状態や術式の影響を考慮するには十分なエビデンスが認められず，この点がエビデンスの適用を制限する．

② 根分岐部病変

　すべてのワーキンググループ委員が「EMD に骨移植材を併用しないことを推奨する＝（推奨の強さ「弱い推奨」，エビデンスの確実性「非常に弱い」）」を支持した．

---

5. エビデンスとして採用した主要な論文の構造化抄録

① 骨縁下欠損

1）Yilmaz S, Cakar G, Yildirim B, Sculean A：Healing of two and three wall intrabony periodontal defects following treatment with an enamel matrix derivative combined with autogenous bone. J Clin Periodontol, 37：544-550, 2010.

目　　　　　的	EMD/自家骨移植併用またはEMD単独で治療した深部骨縁下欠損の治癒を評価する．
研究デザイン	ランダム化比較試験，パラレルデザイン
研 究 施 設	Department of Periodontology of Yeditepe University, Istanbul
対　　　　　象	進行した慢性歯周炎患者 40 名（男性 24 名，女性 16 名，30〜50 歳）．全身疾患がない，喫煙していない，良好な口腔衛生状態（PI＜1），メインテナンスプログラムの遵守，PD 6 mm 以上，深さ 3 mm 以上の骨縁下欠損
介　　　　　入	【両群】：EDTA ゲルにて 2 分間歯根面処理．生理食塩水で十分に洗浄した後，EMD（Straumann® Emdogain®, Straumann）を塗布した．【EMD/自家骨移植群】：直径 3 mm のトレフィンバーを用いて，後臼歯部より皮質骨を含んだ自家骨を採取．その後，EMD と混合して，充填した．
評 価 項 目	術前と術後 1 年目に，PI, GI, BOP, PD, 相対アタッチメントレベルを評価
結　　　　　果	EMD/自家骨移植群では PD が 5.6±0.9 mm（$p<0.001$）浅化，相対アタッチメントレベルが 4.2±1.1 mm（$p<0.001$）獲得，プロービングにより骨レベルを探索すると（PBL），3.9±1.0 mm（$p<0.001$）改善した．EMD 単独群では，PD の減少が 4.6±0.4 mm（$p<0.001$），相対アタッチメントレベルが 3.4±0.8 mm（$p<0.001$）獲得，PBL が 2.8±0.8 mm（$p<0.001$）獲得を示した．EMD/自家骨移植群では有意に大きな PD 減少，相対アタッチメントレベルおよび PBL 獲得量を示した（$p<0.01$）．
結　　　　　論	術後 1 年では，いずれの治療法もベースラインと比較して統計的に有意な臨床的改善を示した．EMD/自家骨移植群では EMD 単独群と比較して統計的に有意に高い軟組織および硬組織の改善を示したが，この所見の臨床的有意性は不明である．

2) Hoffmann T, Al-Machot E, Meyle J, Jervøe-Storm PM, Jepsen S：Three-year results following regenerative periodontal surgery of advanced intrabony defects with enamel matrix derivative alone or combined with a synthetic bone graft. Clin Oral Investig, 20：357-364, 2016.

Meyle J, Hoffmann T, Topoll H, Heinz B, Al-Machot E, Jervøe-Storm PM, Meiss C, Eickholz P, Jepsen S：A multi-centre randomized controlled clinical trial on the treatment of intra-bony defects with enamel matrix derivatives/synthetic bone graft or enamel matrix derivatives alone：results after 12 months. J Clin Periodontol, 38：652-360, 2011.

Jepsen S, Topoll H, Rengers H, Heinz B, Teich M, Hoffmann T, Al-Machot E, Meyle J, Jervøe-Storm PM：Clinical outcomes after treatment of intra-bony defects with an EMD/synthetic bone graft or EMD alone：a multicentre randomized-controlled clinical trial. J Clin Periodontol, 35：420-428, 2008.

目　　　　的：進行した1〜2壁性骨欠損の治療において，EMD/二相性リン酸カルシウムの併用とEMD単独の6か月，12か月，36か月の臨床成績比較

研究デザイン：ランダム化比較試験，パラレルデザイン

研 究 施 設：Department of Periodontology, TU Dresden, Dresden, Germany, Department of Periodontology, University of Giessen, Giessen, Germany, Department of Periodontology, Operative and Preventive

対　　　　象：慢性歯周炎を有し，幅2mm以上，深さ4mm以上の骨縁下欠損を1か所ずつ有する患者を組み入れた．健康状態良好な非喫煙者を組み入れたが，機会喫煙者（1〜30本/月）は組み入れられた．最終的に3大学あわせて39名の患者を対象とした．36か月の追跡後30名（各群15名）を評価した．

介　　　　入：【両群】：マイクロサージェリーテクニックと乳頭保存フラップにて剝離．搔爬後にEMDを塗布

【EMD/二相性リン酸カルシウムの併用群】：EMD塗布後に人工骨（Straumanns® BoneCeramic®, Straumann）を骨欠損部に充填

評 価 項 目：主要評価項目：6, 12, 36か月後のボーンサウンディングによる骨増加量変化

副次評価項目：PD，相対アタッチメントレベル，歯肉退縮量

結　　　　果：術後6か月の骨増加量の変化は，EMD/二相性リン酸カルシウムの併用群で2.0mm（±2.1），EMD単独群で2.1mm（±1.2）であった．相対アタッチメントレベルの獲得はEMD/二相性リン酸カルシウムの併用群1.3mm（±1.8），EMD単独群1.8mm（±1.6）であった．

術後12か月では，EMD/二相性リン酸カルシウムの併用群では2.7±1.9mm，EMD群では2.8±1.6mmの欠損部の骨増加量が算出された．1年後の相対アタッチメントレベルの獲得量はEMD/二相性リン酸カルシウムの併用群で1.7±2.1mm，EMD単独群で1.9±1.7mmであった．

術後36か月では，EMD/二相性リン酸カルシウムの併用群では2.6±1.7mm，EMD単独群では2.3±1.5mmの骨増加量が測定された．相対ア

　　　　　　　　　　タッチメントレベルの獲得量は，EMD/二相性リン酸カルシウムの併用群
　　　　　　　　　　で 4.1±3.6 mm，EMD 単独群で 3.8±2.2 mm が観察された．
　結　　　　論：両治療法で得られた進行した骨縁下欠損の臨床的改善は，3 年間維持する
　　　　　　　　ことができた．EMD/二相性リン酸カルシウムの併用群は，EMD 単独使
　　　　　　　　用と比較して，いかなる利点も示さなかった．

3）Sculean A, Pietruska M, Arweiler NB, Auschill TM, Nemcovsky C：Four-year results of
a prospective-controlled clinical study evaluating healing of intra-bony defects following
treatment with an enamel matrix protein derivative alone or combined with a bioactive
glass. J Clin Periodontol, 34：507-513, 2007.
Sculean A, Pietruska M, Schwarz F, Willershausen B, Arweiler NB, Auschill TM：Heal-
ing of human intrabony defects following regenerative periodontal therapy with an
enamel matrix protein derivative alone or combined with a bioactive glass. A con-
trolled clinical study. J Clin Periodontol, 32：111-117, 2005.

　目　　　　的：骨縁下欠損の治療において，EMD 単独または生体活性ガラスとの併用を
　　　　　　　　比較する．
　研究デザイン：ランダム化比較試験，パラレルデザイン
　研 究 施 設：Department of Periodontology, Radboud University Medical Center, Ni-
　　　　　　　　jmegen, The Netherlands；Department of Conservative Dentistry, Med-
　　　　　　　　ical Academy of Bialystok, Bialystok, Poland
　対　　　　象：進行した慢性歯周炎患 30 名（女性 16 名，男性 14 名）．全身疾患がない，
　　　　　　　　良好な口腔衛生状態（PI＜1），メインテナンスプログラムの遵守，PD
　　　　　　　　6 mm 以上，深さ 3 mm 以上の骨縁下欠損
　介　　　　入：【両群】：EDTA ゲルにて 2 分間歯根面処理．生理食塩水で十分に洗浄し
　　　　　　　　た後，EMD（Straumann® Emdogain®, Straumann）を塗布
　　　　　　　　【EMD/生体活性ガラス群】：EMD と混合した生体活性ガラスを充塡した．
　評 価 項 目：手術 1 週前と術後 1，4 年目に，PI，GI，BOP，PD，相対アタッチメント
　　　　　　　　レベル，歯肉退縮量を評価
　結　　　　果：25 名（女性 14 名，男性 11 名），年齢 46±7.5 歳（38〜55 歳）だけが 4 年
　　　　　　　　間の評価を完了した．EMD/生体活性ガラス群では，それぞれ平均 CAL
　　　　　　　　がベースラインの 10.3±1.6 mm から 1 年後に 6.7±1.2 mm，4 年後に 6.9
　　　　　　　　±1.0 mm へと変化した．EMD 単独群では，平均 CAL 変化率は，ベース
　　　　　　　　ラインの 10.4±1.6 mm から 1 年後に 6.7±1.1 mm，4 年後に 7.0±0.9 mm
　　　　　　　　になっていた．1 年後と 4 年後の CAL の変化には，統計的に有意な差は
　　　　　　　　認められなかった．治療群間では，1 年後および 4 年後のいずれの調査パ
　　　　　　　　ラメーターにおいても，統計的に有意な差は認められなかった．
　結　　　　論：術後 1 年では，いずれの治療法もベースラインと比較して統計的に有意な
　　　　　　　　臨床的改善を示し，その効果は 4 年間持続する．EMD に生体活性ガラス
　　　　　　　　を併用することでさらなる改善効果は認められない．

4) Kuru B, Yilmaz S, Argin K, Noyan U：Enamel matrix derivative alone or in combination with a bioactive glass in wide intrabony defects. Clin Oral Investig, 10：227-234, 2006.

目　　　　　的：幅の広い骨縁下欠損の治療において，EMD 単独または生体活性ガラスとの併用治療の臨床的およびエックス線的結果を評価する．

研究デザイン：ランダム化比較試験

研 究 施 設：Dental Faculty, Department of Periodontology, Yeditepe University, Turkey

対　　　　　象：慢性歯周炎患者（23 名，平均年齢 44.7 歳）を対象に，PD＞6 mm，1～2 壁性骨欠損，エックス線撮影角度約 45°，術中に確認された骨縁下欠損の深さ＞4 mm を対象とした．角化歯肉が 2 mm 以下である患者や歯根面が露出している患者は対象外とした．骨縁下欠損深さ＜4 mm は外科的に露出させた時点で除外した．対象患者は全身状態が健康であり，歯周治療の禁忌症例はなかった．

介　　　　　入：10 名は EMD 単独群，13 名は EMD/生体活性ガラス（Perioglas®）群に割り付け．
【両群】：EDTA ゲルにて 2 分間歯根面処理．生理食塩水で十分に洗浄した後，EMD（Straumann® Emdogain® Straumann）を塗布
【EMD/生体活性ガラス群】：EMD と混合した生体活性ガラスを充塡

評 価 項 目：PI，歯肉溝出血指数（sulcus bleeding index：SBI），PD，相対アタッチメントレベル，歯肉退縮量を治療前と治療後 8 か月に測定した．またエックス線による骨レベルが測定された．

結　　　　　果：EMD/生体活性ガラス群と EMD 単独群では，PD はそれぞれ 5.03±0.89 mm，5.73±0.80 mm 減少し，歯肉退縮量はそれぞれ 0.97±0.24 mm，0.56±0.18 mm 改善，相対アタッチメントレベルはそれぞれ 4.06±1.06 mm，5.17±0.85 mm 獲得，エックス線による骨レベルはそれぞれ 2.15±0.42 mm，2.76±0.69 mm 改善した．すべてのパラメーターで群間に統計学的有意差を認めた．

結　　　　　論：骨縁下欠損が広い場合は併用治療の効果が示された．

5) Zucchelli G, Amore C, Montebugnoli L, De Sanctis M：Enamel matrix proteins and bovine porous bone mineral in the treatment of intrabony defects：a comparative controlled clinical trial. J Periodontol, 74：1725-1735, 2003.

目　　　　　的：骨縁下欠損の治療において，simplified papilla preservation（SPP）フラップにて EMD を用いた場合と EMD＋DBBM を併用した場合の効果を検証する．

研究デザイン：ランダム化比較試験

研 究 施 設：Private Practice, Florence, Italy

対　　　　　象：慢性歯周炎（臨床的アタッチメントロス＞5 mm）で，全身状態が良好で，口腔清掃状態がよく（FMPS/FMBS＜25％），タバコを 1 日 25 本以上吸っ

ていない患者 60 名(女性 34 名,男性 26 名,34〜62 歳,平均年齢 46.2±8.4 歳)が組み入れられた.

介　　　　　　入:【両群】:EDTA ゲルにて 2 分間歯根面処理.生理食塩水で十分に洗浄した後,EMD(Straumann® Emdogain®,Straumann)を塗布
　　　　　　　　【EMD/DBBM 併用群】:EMD と混合した DBBM(Bio-Oss®)を充填した.

評 価 項 目:手術 1 週前と術後 1 か月目において CAL,PD,歯肉退縮量が評価された.また,エックス線における骨欠損深さと角度が評価された.

結　　　　　　果:EMD/DBBM 併用群では,EMD 単独群と比較して,臨床的アタッチメントゲイン(5.8±1.1 mm vs 4.9±1.0 mm)およびエックス線骨増加量(5.3±1.1 mm vs 4.3±1.5 mm)が大きく,歯肉退縮量(0.4±0.6 mm vs 0.9±0.5 mm)が統計的に小さいことが確認された.

結　　　　　　論:本結果より,EMD/DBBM 併用群のほうが EMD 単独よりも骨縁下欠損治療効果が大きいことが示唆された.

② 根分岐部病変

1)Queiroz LA, Santamaria MP, Casati MZ, Ruiz KS, Nociti F Jr, Sallum AW, Sallum EA:Enamel matrix protein derivative and/or synthetic bone substitute for the treatment of mandibular class Ⅱ buccal furcation defects. A 12-month randomized clinical trial. Clin Oral Investig, 20:1597-1606, 2016.

目　　　　　　的:下顎2度根分岐部病変に対する EMD+HA/β-TCP 骨移植材の併用効果を臨床的に評価する.

研究デザイン:ランダム化比較試験

研 究 施 設:The Graduate Clinic of the School of Dentistry at Piracicaba-UNICAMP, Brazil

対　　　　　　象:35 歳以上の男女で中等度歯周炎と診断された患者.PD 4 mm 以上,BOP(＋)を認めた下顎頬側 2 度根分岐部病変を有する,臼歯部歯肉退縮量が 3 mm 未満,非外科的治療後の歯肉退縮量が 1 mm 未満,全身健康が良好,2 mm 以上の角化組織を有する,隣接面骨吸収が 2 mm 未満,の患者を組み入れた.
　　　　　　　　また,①妊娠中または授乳中,②抗菌薬による歯周病検査・治療の実施,③その他の全身疾患(心血管,肺,肝臓,脳,障害,糖尿病)を有する患者,④過去 3 か月間に抗菌薬による治療を受けている患者,⑤長期抗炎症薬を服用している患者,⑥過去 6 か月以内に歯周治療を受けている患者,⑦失活歯/歯内治療済みの歯,⑧喫煙者,は除外された.合計 41 名が組み入れられた.

介　　　　　　入:患者を EMD 単独群(13 名),HA/β-TCP 単独群(14 名),EMD+HA/β-TCP 併用群(14 名)に割り当てられた.
　　　　　　　　歯根面処理は行われなかった.弁は若干歯冠側に移動し,縫合した.

評 価 項 目:PI,GI,歯肉辺縁の位置,垂直的・水平的 CAL,PD をベースライン時,6,12 か月後に評価した.水平的 CAL の平均値を主要評価項目とした.

結　　　　　　果:歯肉辺縁の位置では群内有意差は認められなかったが,垂直的・水平的

CAL，PD では全群で有意な変化が認められた（$p<0.05$）．12 か月後の水平的 CAL の平均獲得量は EMD で 2.77 ± 0.93 mm，HA/β-TCP で 2.64 ± 0.93 mm，EMD + HA/β-TCP で 2.93 ± 0.83 mm であり，各群間に有意差はなかった．

結　　論：EMD + HA/β-TCP 併用療法は，単独のアプローチと比較して，大きな効果は示さない．3 つの治療法はすべて，下顎頬側 2 度根分岐部病変の有意な改善と部分的な閉鎖を促進する．

---

6. エビデンスプロファイル

CQ8　骨縁下欠損または根分岐部病変に対して，EMD を用いた歯周組織再生療法に骨移植材を併用することは，併用しない場合よりも推奨されますか？

① 骨縁下欠損

		確実性の評価					患者数		効果		エビデンスの確実性	重要性
研究数	研究デザイン	バイアスのリスク	非直接性	非一貫性	不精確性	その他の検討	介入群	対照群	オッズ比 (95%CI)	平均値差 (95%CI)		
臨床的アタッチメントゲイン（mm）：観察期間 6～12 か月												
12	ランダム化比較試験	深刻	深刻ではない	深刻ではない	深刻ではない	深刻ではない	253	247	—	−0.09 [−0.54, 0.36]	中	重大
PD の減少量（mm）：観察期間 6～12 か月												
13	ランダム化比較試験	深刻	深刻ではない	深刻	深刻ではない	深刻ではない	253	250	—	−0.28 [−0.56, 0.00]	弱	重大
骨欠損深さの減少量（mm）：観察期間 6～12 か月												
6	ランダム化比較試験	深刻	深刻ではない	深刻	深刻ではない	深刻ではない	148	379	—	−1.19 [−2.44, 0.06]	弱	重大
骨欠損の改善率（%）：観察期間　全期間												
3	ランダム化比較試験	深刻	深刻ではない	深刻ではない	深刻	深刻ではない	41	41	—	−4.00 [−12.17, 4.16]	弱	重要
歯肉退縮量（mm）：観察期間 6～12 か月												
12	ランダム化比較試験	深刻	深刻ではない	深刻	深刻ではない	深刻ではない	92	92	—	−0.24 [−0.40, −0.07]	弱	重要

CI：信頼区間

② 根分岐部病変

ランダム化比較試験は 1 件しか見当たらなかったため，エビデンスプロファイルは作成しなかった．

CQ8　骨縁下欠損または根分岐部病変に対して，EMDを用いた歯周組織再生療法に骨移植材を併用することは，併用しない場合よりも推奨されますか？

7. フォレストプロット

① 骨縁下欠損

臨床的アタッチメントゲイン（mm）：観察期間6〜12か月

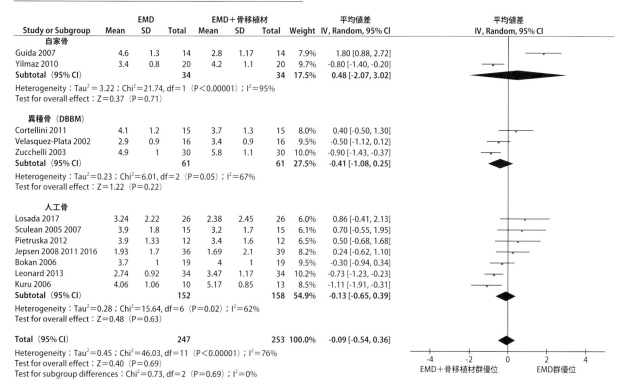

Study or Subgroup	EMD Mean	SD	Total	EMD＋骨移植材 Mean	SD	Total	Weight	平均値差 IV, Random, 95% CI
自家骨								
Guida 2007	4.6	1.3	14	2.8	1.17	14	7.9%	1.80 [0.88, 2.72]
Yilmaz 2010	3.4	0.8	20	4.2	1.1	20	9.7%	-0.80 [-1.40, -0.20]
Subtotal（95% CI）			34			34	17.5%	0.48 [-2.07, 3.02]

Heterogeneity：Tau²=3.22；Chi²=21.74, df=1（P<0.00001）；I²=95%
Test for overall effect：Z=0.37（P=0.71）

Study or Subgroup	EMD Mean	SD	Total	EMD＋骨移植材 Mean	SD	Total	Weight	平均値差 IV, Random, 95% CI
異種骨（DBBM）								
Cortellini 2011	4.1	1.2	15	3.7	1.3	15	8.0%	0.40 [-0.50, 1.30]
Velasquez-Plata 2002	2.9	0.9	16	3.4	0.9	16	9.5%	-0.50 [-1.12, 0.12]
Zucchelli 2003	4.9	1	30	5.8	1.1	30	10.0%	-0.90 [-1.43, -0.37]
Subtotal（95% CI）			61			61	27.5%	-0.41 [-1.08, 0.25]

Heterogeneity：Tau²=0.23；Chi²=6.01, df=2（P=0.05）；I²=67%
Test for overall effect：Z=1.22（P=0.22）

Study or Subgroup	EMD Mean	SD	Total	EMD＋骨移植材 Mean	SD	Total	Weight	平均値差 IV, Random, 95% CI
人工骨								
Losada 2017	3.24	2.22	26	2.38	2.45	26	6.0%	0.86 [-0.41, 2.13]
Sculean 2005 2007	3.9	1.8	15	3.2	1.7	15	6.1%	0.70 [-0.55, 1.95]
Pietruska 2012	3.9	1.33	12	3.4	1.6	12	6.5%	0.50 [-0.68, 1.68]
Jepsen 2008 2011 2016	1.93	1.7	36	1.69	2.1	39	8.2%	0.24 [-0.62, 1.10]
Bokan 2006	3.7	1	19	4	1	19	9.5%	-0.30 [-0.94, 0.34]
Leonard 2013	2.74	0.92	34	3.47	1.17	34	10.2%	-0.73 [-1.23, -0.23]
Kuru 2006	4.06	1.06	10	5.17	0.85	13	8.5%	-1.11 [-1.91, -0.31]
Subtotal（95% CI）			152			158	54.9%	-0.13 [-0.65, 0.39]

Heterogeneity：Tau²=0.28；Chi²=15.64, df=6（P=0.02）；I²=62%
Test for overall effect：Z=0.48（P=0.63）

| **Total（95% CI）** | | | 247 | | | 253 | 100.0% | -0.09 [-0.54, 0.36] |

Heterogeneity：Tau²=0.45；Chi²=46.03, df=11（P<0.00001）；I²=76%
Test for overall effect：Z=0.40（P=0.69）
Test for subgroup differences：Chi²=0.73, df=2（P=0.69）；I²=0%

（横軸：-4　-2　0　2　4　EMD＋骨移植材群優位　／　EMD群優位）

PDの減少量（mm）：観察期間6〜12か月

Study or Subgroup	EMD Mean	SD	Total	EMD＋骨移植材 Mean	SD	Total	Weight	平均値差 IV, Random, 95% CI
自家骨								
Guida 2007	5.6	1.7	14	6.3	1.37	14	4.6%	-0.70 [-1.84, 0.44]
Yilmaz 2010	4.6	0.4	20	5.6	0.9	20	12.9%	-1.00 [-1.43, -0.57]
Subtotal（95% CI）			34			34	17.5%	-0.96 [-1.37, -0.56]

Heterogeneity：Tau²=0.00；Chi²=0.23, df=1（P=0.63）；I²=0%
Test for overall effect：Z=4.67（P<0.00001）

Study or Subgroup	EMD Mean	SD	Total	EMD＋骨移植材 Mean	SD	Total	Weight	平均値差 IV, Random, 95% CI
異種骨（DBBM）								
Cortellini 2011	4.4	1.2	15	4	1.3	15	6.4%	0.40 [-0.50, 1.30]
Velasquez-Plata 2002	3.8	1.2	16	4	0.8	16	8.5%	-0.20 [-0.91, 0.51]
Zucchelli 2003	5.8	0.8	30	6.2	0.4	30	15.0%	-0.40 [-0.72, -0.08]
Subtotal（95% CI）			61			61	30.0%	-0.22 [-0.62, 0.17]

Heterogeneity：Tau²=0.04；Chi²=2.80, df=2（P=0.25）；I²=29%
Test for overall effect：Z=1.12（P=0.26）

Study or Subgroup	EMD Mean	SD	Total	EMD＋骨移植材 Mean	SD	Total	Weight	平均値差 IV, Random, 95% CI
人工骨								
Bokan 2006	3.9	1.3	19	4.1	1.2	19	7.5%	-0.20 [-1.00, 0.60]
Jepsen 2008 2011 2016	2.9	1.8	36	2.8	2.1	39	6.6%	0.10 [-0.78, 0.98]
Kuru 2006	5.03	0.89	13	5.78	0.8	13	9.3%	-0.75 [-1.40, -0.10]
Leonard 2013	3.51	1.02	34	4	1.03	34	11.9%	-0.49 [-0.98, 0.00]
Losada 2017	3.84	1.74	26	3.15	1.67	26	6.1%	0.69 [-0.24, 1.62]
Pietruska 2012	4.7	0.79	12	4.5	1.24	12	7.1%	0.20 [-0.63, 1.03]
Sculean 2005 2007	4.5	2	15	4.2	1.4	15	4.0%	0.30 [-0.94, 1.54]
Subtotal（95% CI）			155			158	52.5%	-0.14 [-0.51, 0.23]

Heterogeneity：Tau²=0.09；Chi²=9.60, df=6（P=0.14）；I²=37%
Test for overall effect：Z=0.73（P=0.47）

| **Total（95% CI）** | | | 250 | | | 253 | 100.0% | -0.28 [-0.56, 0.00] |

Heterogeneity：Tau²=0.11；Chi²=22.31, df=11（P=0.02）；I²=51%
Test for overall effect：Z=1.96（P=0.05）
Test for subgroup differences：Chi²=10.10, df=2（P=0.006）；I²=80.2%

（横軸：-4　-2　0　2　4　EMD＋骨移植材群優位　／　EMD群優位）

骨欠損深さの減少量（mm）：観察期間6〜12か月

骨欠損の改善率（％）：観察期間全期間

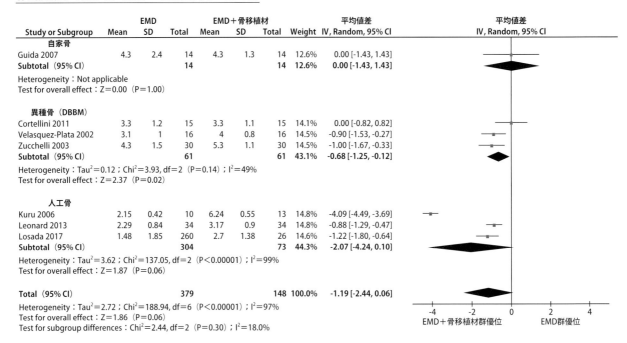

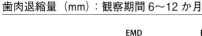

歯肉退縮量（mm）：観察期間6～12か月

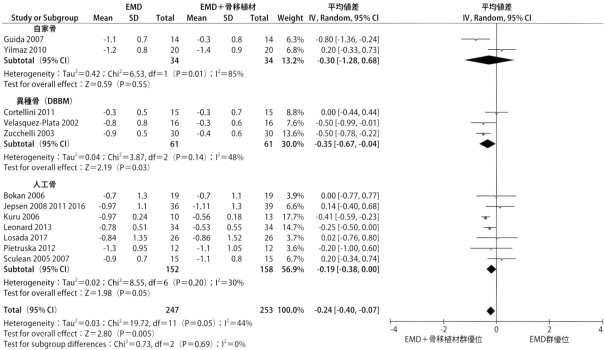

Study or Subgroup	EMD Mean	EMD SD	EMD Total	EMD＋骨移植材 Mean	EMD＋骨移植材 SD	EMD＋骨移植材 Total	Weight	平均値差 IV, Random, 95% CI
自家骨								
Guida 2007	-1.1	0.7	14	-0.3	0.8	14	6.3%	-0.80 [-1.36, -0.24]
Yilmaz 2010	-1.2	0.8	20	-1.4	0.9	20	6.8%	0.20 [-0.33, 0.73]
Subtotal（95% CI）			34			34	13.2%	-0.30 [-1.28, 0.68]
Heterogeneity：Tau²＝0.42；Chi²＝6.53, df＝1（P＝0.01）；I²＝85%								
Test for overall effect：Z＝0.59（P＝0.55）								
異種骨（DBBM）								
Cortellini 2011	-0.3	0.5	15	-0.3	0.7	15	8.8%	0.00 [-0.44, 0.44]
Velasquez-Plata 2002	-0.8	0.8	16	-0.3	0.6	16	7.6%	-0.50 [-0.99, -0.01]
Zucchelli 2003	-0.9	0.5	30	-0.4	0.6	30	13.6%	-0.50 [-0.78, -0.22]
Subtotal（95% CI）			61			61	30.0%	-0.35 [-0.67, -0.04]
Heterogeneity：Tau²＝0.04；Chi²＝3.87, df＝2（P＝0.14）；I²＝48%								
Test for overall effect：Z＝2.19（P＝0.03）								
人工骨								
Bokan 2006	-0.7	1.3	19	-0.7	1.1	19	3.9%	0.00 [-0.77, 0.77]
Jepsen 2008 2011 2016	-0.97	1.1	36	-1.11	1.3	39	6.6%	0.14 [-0.40, 0.68]
Kuru 2006	-0.97	0.24	10	-0.56	0.18	13	17.7%	-0.41 [-0.59, -0.23]
Leonard 2013	-0.78	0.51	34	-0.53	0.55	34	14.7%	-0.25 [-0.50, 0.00]
Losada 2017	-0.84	1.35	26	-0.86	1.52	26	3.7%	0.02 [-0.76, 0.80]
Pietruska 2012	-1.3	0.95	12	-1.1	1.05	12	3.6%	-0.20 [-1.00, 0.60]
Sculean 2005 2007	-0.9	0.7	15	-1.1	0.8	15	6.7%	0.20 [-0.34, 0.74]
Subtotal（95% CI）			152			158	56.9%	-0.19 [-0.38, 0.00]
Heterogeneity：Tau²＝0.02；Chi²＝8.55, df＝6（P＝0.20）；I²＝30%								
Test for overall effect：Z＝1.98（P＝0.05）								
Total（95% CI）			247			253	100.0%	-0.24 [-0.40, -0.07]
Heterogeneity：Tau²＝0.03；Chi²＝19.72, df＝11（P＝0.05）；I²＝44%								
Test for overall effect：Z＝2.80（P＝0.005）								
Test for subgroup differences：Chi²＝0.73, df＝2（P＝0.69）；I²＝0%								

② 根分岐部病変

　ランダム化比較試験は1報しか見当たらなかったため，フォレストプロットは作成しなかった.

8. 参考文献

1. Mellonig JT：Enamel matrix derivative for periodontal reconstructive surgery：technique and clinical and histologic case report. Int J Periodontics Restorative Dent, 19：8-19, 1999.

2. Yukna RA, Krauser JT, Callan DP, Evans GH, Cruz R, Martin M：Multi-center clinical comparison of combination anorganic bovinederived hydroxyapatite matrix（ABM）/cell binding peptide（P-15）and ABM in human periodontal osseous defects. 6-month results. J Periodontol, 71：1671-1679, 2000.

3. Agrali ÖB, Kuru BE, Yarat A, Kuru L：Evaluation of gingival crevicular fluid transforming growth factor-β1 level after treatment of intrabony periodontal defects with enamel matrix derivatives and autogenous bone graft：A randomized controlled clinical trial. Niger J Clin Pract, 19：535-543, 2016.

4. Yilmaz S, Cakar G, Yildirim B, Sculean A：Healing of two and three wall intrabony periodontal defects following treatment with an enamel matrix derivative combined with autogenous bone. J Clin Periodontol, 37：544-550, 2010.

5. Guida L, Annunziata M, Belardo S, Farina R, Scabbia A, Trombelli L：Effect of autogenous cortical bone particulate in conjunction with enamel matrix derivative in the treatment of periodontal intraosseous defects. J Periodontol, 78：231-238, 2007.

6. Cortellini P, Tonetti MS：Clinical and radiographic outcomes of the modified minimally invasive surgical technique with and without regenerative materials：a randomized-controlled trial in intra-bony defects. J Clin Periodontol, 38：365-373, 2011.

7. Zucchelli G, Amore C, Montebugnoli L, De Sanctis M：Enamel matrix proteins and bovine porous bone mineral in the treatment of intrabony defects：a comparative controlled clinical trial. J Periodontol, 74：1725-1235, 2003.

8. Lekovic V, Camargo PM, Weinlaender M, Nedic M, Aleksic Z, Kenney EB：A comparison between enamel matrix proteins used alone or in combination with bovine porous bone mineral in the treatment of intrabony periodontal defects in humans. J Periodontol, 71：1110-1116, 2000.

9. Velasquez-Plata D, Scheyer ET, Mellonig JT：Clinical comparison of an enamel matrix derivative used alone or in combination with a bovine-derived xenograft for the treatment of periodontal osseous defects in humans. J

Periodontol, 73 : 433-440, 2002.

10. Losada M, González R, Garcia ÀP, Santos A, Nart J : Treatment of Non-Contained Infrabony Defects With Enamel Matrix Derivative Alone or in Combination With Biphasic Calcium Phosphate Bone Graft : A 12-Month Randomized Controlled Clinical Trial. J Periodontol, 88 : 426-435, 2017.

11. Hoffmann T, Al-Machot E, Meyle J, Jervøe-Storm PM, Jepsen S : Three-year results following regenerative periodontal surgery of advanced intrabony defects with enamel matrix derivative alone or combined with a synthetic bone graft. Clin Oral Investig, 20 : 357-364, 2016.

12. Meyle J, Hoffmann T, Topoll H, Heinz B, Al-Machot E, Jervøe-Storm PM, Meiss C, Eickholz P, Jepsen S : A multi-centre randomized controlled clinical trial on the treatment of intra-bony defects with enamel matrix derivatives/synthetic bone graft or enamel matrix derivatives alone : results after 12 months. J Clin Periodontol, 38 : 652-660, 2011.

13. Jepsen S, Topoll H, Rengers H, Heinz B, Teich M, Hoffmann T, Al-Machot E, Meyle J, Jervøe-Storm PM : Clinical outcomes after treatment of intra-bony defects with an EMD/synthetic bone graft or EMD alone : a multi-centre randomized-controlled clinical trial. J Clin Periodontol, 35 : 420-428, 2008.

14. Pietruska M, Pietruski J, Nagy K, Brecx M, Arweiler NB, Sculean A : Four-year results following treatment of intrabony periodontal defects with an enamel matrix derivative alone or combined with a biphasic calcium phosphate. Clin Oral Investig, 16 : 1191-1197, 2012.

15. De Leonardis D, Paolantonio M : Enamel matrix derivative, alone or associated with a synthetic bone substitute, in the treatment of 1- to 2-wall periodontal defects. J Periodontol, 84 : 444-455, 2013.

16. Bokan I, Bill JS, Schlagenhauf U : Primary flap closure combined with Emdogain alone or Emdogain and Cerasorb in the treatment of intra-bony defects. J Clin Periodontol, 33 : 885-893, 2006.

17. Sculean A, Pietruska M, Arweiler NB, Auschill TM, Nemcovsky C : Four-year results of a prospective-controlled clinical study evaluating healing of intra-bony defects following treatment with an enamel matrix protein derivative alone or combined with a bioactive glass. J Clin Periodontol, 34 : 507-513, 2007.

18. Sculean A, Pietruska M, Schwarz F, Willershausen B, Arweiler NB, Auschill TM : Healing of human intrabony defects following regenerative periodontal therapy with an enamel matrix protein derivative alone or combined with a bioactive glass. A controlled clinical study. J Clin Periodontol,, 32 : 111-117, 2005.

19. Kuru B, Yilmaz S, Argin K, Noyan U : Enamel matrix derivative alone or in combination with a bioactive glass in wide intrabony defects. Clin Oral Investig, 10 : 227-234, 2006.

20. Queiroz LA, Santamaria MP, Casati MZ, Ruiz KS, Nociti F Jr, Sallum AW, Sallum EA : Enamel matrix protein derivative and/or synthetic bone substitute for the treatment of mandibular class II buccal furcation defects. A 12-month randomized clinical trial. Clin Oral Investig, 20 : 1597-1606, 2016.

21. Sogal A, Tofe AJ : Risk assessment of bovine spongiform encephalopathy transmission through bone graft material derived from bovine bone used for dental applications. J Periodontol, 70 : 1053-1063, 1999.

CQ 9 骨縁下欠損または根分岐部病変に対する歯周組織再生療法は，非喫煙者と比べて喫煙者に推奨されますか？

推奨

骨縁下欠損および根分岐部病変への歯周組織再生療法は，非喫煙者と比べて喫煙者には行わないことを推奨する
＝（推奨の強さ「強い推奨」，エビデンスの確実性「弱い」）

注意

倫理的な観点から，本 CQ に合致するランダム化比較試験は見当たらないが，観察研究では喫煙による歯周再生療法への悪影響が報告されている．なお，近年では歯周再生療法の研究における除外基準に喫煙が含まれていることが多い．

1. 背景・目的

　歯周炎はデンタルプラーク中の細菌に起因する慢性の感染症である．歯周炎の発症と進行はさまざまなリスクファクターによって影響を受けており，喫煙は主要な環境リスクファクターとして多くの報告がなされている．喫煙は細菌に対する感受性を高めるだけでなく，歯周組織の修復にも悪影響を与える可能性があり，歯周組織の再生療法を行う際に，良好な予後が期待できない可能性がある．

　喫煙者に対して歯周組織再生療法を行った場合，非喫煙者と同等に良好な予後が得られるのか評価することを目的とする．

2. 文献の抽出

　選択される論文は，以下の PICO を満たすものとした．
（P）Patients：歯周組織再生療法を行った患者
（I）Interventions：喫煙者
（C）Comparisons：非喫煙者
（O）Outcomes：動揺度の改善，エックス線的骨再生量，プロービングデプス（PD）の減少，臨床的アタッチメントゲイン，プロービング時の出血（BOP），創傷治癒の延長

　歯周組織再生療法から少なくとも 6 か月経過した後に再評価を行っているランダム化比較試験のみを対象とした．電子検索データベースとして PubMed を検索し，英語論文のみがレビューの対象となった（最終検索日 2022 年 2 月 15 日）．#1 と GTR 法，エナメルマトリックスデリバティブ（EMD），および FGF-2 を用いて再生療法を行った研究について組み合わせて検索した．さらに，本 CQ の主題である，smoking を組み合わせた．最終的にこれらの文献ストラテジーから得られた論文リストより，タイトル，アブストラクト，および本文に基づいて本 CQ の選択基準を満たす論文を選択した．

さらに，歯周病学に関連する以下のジャーナルに対してハンドサーチを行い，論文を追加した．：Journal of Clinical Periodontology, Journal of Periodontology, The International Journal of Periodontics and Restorative Dentistry, Journal of Periodontal Research.

Seq	Terms and strategy	hits
#1	periodontal disease Filters：Clinical Trial ("periodontal diseases" [MeSH Terms] OR ("periodontal" [All Fields] AND "diseases" [All Fields]) OR "periodontal diseases" [All Fields] OR ("periodontal" [All Fields] AND "disease" [All Fields]) OR "periodontal disease" [All Fields]) AND (clinicaltrial [Filter])	6,849
#2	regeneration OR guided tissue regeneration OR enamel matrix proteins OR FGF2 Filters：Clinical Trial ("regenerability" [All Fields] OR "regenerable" [All Fields] OR "regenerant" [All Fields] OR "regenerants" [All Fields] OR "regenerate" [All Fields] OR "regenerated" [All Fields] OR "regenerates" [All Fields] OR "regenerating" [All Fields] OR "regeneration" [MeSH Terms] OR "regeneration" [All Fields] OR "regenerations" [All Fields] OR ("guided tissue regeneration" [MeSH Terms] OR ("guided" [All Fields] AND "tissue" [All Fields] AND "regeneration" [All Fields]) OR "guided tissue regeneration" [All Fields]) OR ("enamel matrix proteins" [Supplementary Concept] OR "enamel matrix proteins" [All Fields]) OR ("fibroblast growth factor 2" [MeSH Terms] OR "fibroblast growth factor 2" [All Fields] OR "fgf2" [All Fields])) AND (clinicaltrial [Filter])	12,668
#3	smoking Filters：Clinical Trial ("smoke" [MeSH Terms] OR "smoke" [All Fields] OR "smoke s" [All Fields] OR "smoked" [All Fields] OR "smokes" [All Fields] OR "smoking" [MeSH Terms] OR "smoking" [All Fields] OR "smokings" [All Fields] OR "smoking s" [All Fields]) AND (clinicaltrial [Filter])	16,712
#4	#1 AND #2	1,410
#5	#1 AND #2 AND #3	76

3. エビデンスの要約

喫煙の有無に分類して歯周組織再生療法の予後を比較検討するランダム化比較試験は認められず，本ガイドラインに採用できる文献はほとんどが観察研究に限られている．各治療法に関するランダム化比較試験の文献中に，喫煙に関する情報が記載されている場合も，喫煙の有無に関しては観察研究として採用した．

唯一，喫煙の有無に関する非ランダム化比較試験は，Yilmaz[1] らによる報告があり，骨縁下欠損を有する喫煙者 12 名と非喫煙者 12 名に対して多血小板血漿（platelet-rich plasma：PRP）とウシ由来異種骨移植（BDX）による歯周組織再生療法を行っている．術前と術後 12 か月目におけるプラーク指数（PI），歯肉溝出血指数（SBI），PD，臨床的アタッチメントレベル（CAL），歯肉退縮量，プロービングとエックス線的骨レベルを評価しており，PD の減少量（$p<0.05$），臨床的アタッチメントゲイン（$p<0.001$），プロービングおよびエックス線検査による骨増加量（$p<0.001$）で喫煙者と非喫煙者間で有意差が認められた．その他には喫煙者と非喫煙者に分類したランダム化比較試験，非ランダム化比較試験は認めなかったが，各歯周組織再生療法に関する論文内で喫煙者と非喫煙者のデータが抽出可能な論文をハンドサーチで渉猟したところ，GTR 法に関する文献 3 報[2-4] と FGF-2 に関する文献 1 報[5] が該当した．

Loos ら[2] の報告の目的は，骨縁下欠損に対して GTR 法を行った患者に対する抗菌薬投与

の検証であるが，喫煙とプロービングでの骨レベルのデータが利用可能であった．Mayfield ら[3] の報告は，GTR 法とフラップ手術単独との比較であるが，GTR 法を行った 20 名の患者のうち 10 名は喫煙者で，各歯周組織パラメーターが抽出可能であった．Trombelli ら[4] の報告は，骨縁下欠損に対して GTR 法を行った患者の予後について検討した観察研究であり，喫煙の有無に応じて歯周組織パラメーターが抽出可能であった．FGF-2 に関する文献は Kitamura ら[5] からの報告で，喫煙の有無別にプロービングでの骨増加量が supplemental data から抽出できた．

　これらの文献にはランダム化比較試験も含まれるが，喫煙の有無に注目する場合は観察研究として扱うのが妥当と思われ，バイアスリスクは［とても深刻］と判断している．観察期間は Yilmaz ら[1] と Loos ら[2]，Mayfield ら[3] の報告で 12 か月，Trombelli ら[4] の報告で 6 か月，Kitamura ら[5] の報告で 9 か月と，それぞれ異なっており，治療方法も異なるが，感度分析の結果，統合して解析しても問題ないと判断した．統合された結果としては，PD，臨床的アタッチメントゲイン，プロービングおよびエックス線での骨増加量のいずれも非喫煙者で有意に改善が得られていた．

　その他，メタアナリシスを行わなかった文献としては，Hoffmann ら[6] は 2 度根分岐部病変に EMD あるいは GTR 法を用いた報告で非喫煙者が良好な結果が得られていることを示している（EMD での骨増加量：非喫煙者の中央値が 2.75 mm，喫煙者の中央値が 1.50 mm，GTR 法での骨増加量：非喫煙の中央値が 1.75 mm，喫煙者の中央値が 1.25 mm）．また，2 度根分岐部病変に GTR 法と demineralized freeze-dried bone allograft（DFDBA）移植の併用を検討した研究[7] でも，PD の減少量（非喫煙者 2.29 mm，喫煙者 1.13 mm），垂直的な骨増加量（非喫煙者 1.43 mm，喫煙者 0.41 mm）と，有意に非喫煙者で良好な経過が報告されている．

　一方で，Bowers ら[8] の報告では 2 度根分岐部病変について非喫煙者の 74％で根分岐部の完全閉鎖が得られ，喫煙者の 75％で完全閉鎖が認められているほか，Stavropoulos ら[9] の報告でも喫煙が骨縁下欠損に対する GTR 法の 6 年予後のリスク因子にならなかったと報告しており，観察研究では喫煙が与える影響が少なかったとする報告も散見される．

4. 推奨の解説

1）アウトカム全般に対するエビデンスの確実性はどうか？
　重大なアウトカムとして，骨増加量や臨床的アタッチメントゲインがあり，メタアナリシスでも有意な結果が得られたが，いずれも観察研究の結果のため，エビデンスの確実性は「弱」とした．

2）望ましい効果と望ましくない効果のバランスはどうか？
　歯周組織再生療法の治療法を問わず，喫煙に関して望ましくない結果が大半であり，非喫煙群と同等との結果はあっても，望ましい結果を報告した論文は認めなかった．したがって，歯周組織再生療法において，喫煙は望ましくない効果が望ましい効果を十分上回ると考えられる．

3）直接的コストはどうか？
　歯周組織再生療法のコスト・効果に関する研究はほとんどみられないが，一般的な歯周外科治療に対して歯周組織再生療法がわずかな PD あるいは CAL の獲得のために比較的高価

な材料を使用するのに加え,喫煙者においてはその効果が減弱することは明らかであるので,直接的コストは高いと推定される.

4) 患者の価値観や意向はどうか？

喫煙が歯周組織再生療法の効果を消失させるものではないため,禁忌とはいえず,喫煙に関する治療効果の減弱に対して,患者の価値観や意向に従うべきと考えられる.

5) ワーキンググループ会議：推奨の方向と強さの判定

すべてのワーキンググループ委員が「骨縁下欠損および根分岐部病変への歯周組織再生療法は,非喫煙者と比べて喫煙者には行わないことを推奨する」(推奨の強さ「強い推奨」,エビデンスの確実性「非常に弱い」)を支持した.

5．エビデンスとして採用した主要な論文の構造化抄録

① 骨縁下欠損

1) Yilmaz S, Cakar G, Ipci SD, Kuru B, Yildirim B：Regenerative treatment with platelet-rich plasma combined with a bovine-derived xenograft in smokers and non-smokers：12-month clinical and radiographic results. J Clin Periodontol, 37：80–87, 2010.

目　　　的	多血小板血漿（PRP）とウシ由来異種骨移植（BDX）による歯周組織再生療法が,喫煙者と非喫煙者の骨縁下欠損の治癒反応にどのように影響するか評価を行う.
研究デザイン	非ランダム化比較試験
研 究 施 設	Clinics of Department of Periodontology at the Faculty of Dentistry, Yeditepe University, Turkey
対　　　象	24名の進行性の慢性歯周炎患者（喫煙者12名,非喫煙者12名）113か所の骨縁下欠損 欠損はPRPとBDXによって治療した.
介　　　入	喫煙
評 価 項 目	術前と術後12か月目におけるPI, SBI, PD, CAL, 歯肉退縮量, プロービングとエックス線での骨増加量
結　　　果	PDは喫煙者で3.97±0.76 m, 非喫煙者で4.63±0.52 mm減少し,歯肉退縮量は喫煙者で0.76±0.44 mm, 非喫煙者で0.50±0.12 mm, 臨床的アタッチメントゲインは喫煙者で3.26±0.42 mm, 非喫煙者で4.06±0.40 mmであった. プロービングとエックス線画像での骨増加量は,それぞれ喫煙者で2.83±0.47 mmと2.98±0.38 mm, 非喫煙者で3.63±0.38 mmと3.67±0.48 mmであった. PDの減少量（$p<0.05$）,臨床的アタッチメントゲイン（$p<0.001$）,プロービング（$p<0.001$）およびエックス線画像（$p<0.001$）での骨増加量で喫煙者と非喫煙者間で有意差が認められた.
結　　　論	PRPとBDXによる骨縁下欠損への歯周組織再生療法は,喫煙によって負の影響を受ける.

2) Loos BG, Louwerse PH, Van Winkelhoff AJ, Burger W, Gilijamse M, Hart AA, van der Velden U：Use of barrier membranes and systemic antibiotics in the treatment of intraosseous defects. J Clin Periodontol, 29：910-921, 2002.

目　　　的：骨縁下欠損に対し，吸収性膜を用いた GTR 法を行い，抗菌薬投与の有効性を評価する．

研究デザイン：ランダム化比較試験（喫煙の有無については観察研究）

研 究 施 設：Department of periodontology, Academic Center for Dentistry Amsterdam（ACTA）, Amsterdam, Netherland

対　　　象：骨縁下欠損を有する患者 25 名
抗菌療法を行った患者 13 名（女性 7 名，男性 6 名，平均年齢 39 歳）と行わなかった患者 12 名（男性 6 名，女性 6 名，平均年齢 36 歳）．選択基準についての詳細な記載なし．喫煙者 12 名，非喫煙者 13 名

介　　　入：GTR 法を用いた患者に対して，無作為に抗菌療法を行った群と行わなかった群に分類した．患者は，術後から 12 か月まで，再評価とメインテナンスを受けた．

評 価 項 目：ベースラインと再評価時に，軟組織（PD，CAL）と硬組織（プロービングでの骨増加量）が測定された．

結　　　果：PD は 2.54〜3.06 mm 減少していた．抗菌療法による効果の差は認めなかった．CAL は 0.56〜1.96 mm 改善しており，抗菌療法による効果の差は認めなかった．プロービングでの骨増加量は 1.39〜2.09 mm で，抗菌療法による効果の差は認めなかった．追加解析で，喫煙が骨増加量に関連している（$p=0.0009$）ことが示唆された．

結　　　論：抗菌療法は歯周組織再生療法に影響なかったが，喫煙はプロービングでの骨増加量に影響を与えていた．

② 根分岐部病変

1) Hoffmann T, Richter S, Meyle J, Gonzales JR, Heinz B, Arjomand M, Sculean A, Reich E, Jepsen K, Jepsen S, Boedeker RH：A randomized clinical multicentre trial comparing enamel matrix derivative and membrane treatment of buccal class Ⅱ furcation involvement in mandibular molars. Part Ⅲ：patient factors and treatment outcome. J Clin Periodontol, 33：575-583, 2006.

目　　　的：下顎頬側の 2 度根分岐部病変に対して再生療法を行った際の患者要因の評価を行う．

研究デザイン：観察研究

研 究 施 設：Department of Conservative Dentistry, University of Technology, Dresden, Germany

対　　　象：51 名の歯周病患者のうち，48 名（3 名は除外）
21 名は左側に EMD，右側に GTR 法を行った
27 名は左側に GTR 法，右側に EMD を行った

介　　　入：EMD および GTR 法

　　評　価　項　目：喫煙，年齢，性別，高血圧，および口腔衛生状態

　　　　　　　　　　　水平的な骨欠損の深さの変化，根分岐部欠損の骨頂までの距離の変化，ステントから欠損底までの距離の変化，PD の変化，根分岐部中央の CAL の変化

　　結　　　　　果：非喫煙者では，EMD が GTR 法より有意に水平的な欠損の減少が認められた．54 歳以上では，EMD が GTR 法より有意に PD を減少させた．男性では，EMD が GTR 法より有意に歯槽骨頂から根分岐部までの距離を減少させた．口腔衛生状態不良な患者では，EMD が GTR 法より有意に歯槽骨頂から根分岐部までの距離を減少させた．

　　結　　　　　論：患者要因が下顎頬側の根分岐部病変に対する再生療法に影響を与える可能性がある．

6. エビデンスプロファイル

　　CQ9　骨縁下欠損または根分岐部病変に対する歯周組織再生療法は，非喫煙者と比べて喫煙者に推奨されますか？

① 骨縁下欠損

			確実性の評価				患者数		効果		エビデンスの確実性	重要性
研究数	研究デザイン	バイアスのリスク	非直接性	非一貫性	不精確性	その他の検討	介入群	対照群	オッズ比(95%CI)	平均値差(95%CI)		
PD の減少量（mm）：観察期間 6 か月と 12 か月												
3	観察研究	とても深刻	深刻ではない	深刻ではない	深刻	深刻ではない	32	50	—	0.62[0.17, 1.08]	弱	重要
臨床的アタッチメントゲイン（mm）：観察期間 6 か月と 12 か月												
3	観察研究	とても深刻	深刻ではない	深刻ではない	深刻ではない	深刻ではない	32	50	—	0.91[0.60, 1.22]	弱	重大
骨増加量（プロービングによる測定）（mm）：観察期間 6 か月と 12 か月												
4	観察研究	とても深刻	深刻ではない	深刻ではない	深刻ではない	深刻ではない	44	63	—	1.24[1.01, 1.47]	弱	重大
骨増加量（エックス線画像による測定）（mm）：観察期間 9 か月と 12 か月												
3	観察研究	とても深刻	深刻ではない	深刻ではない	深刻ではない	深刻ではない	41	202	—	0.60[0.31, 0.88]	弱	重大

CI：信頼区間

② 根分岐部病変

本 CQ の選択基準を満たす論文が 1 報のみのため，エビデンスプロファイルは作成しなかった．

7．フォレストプロット

① 骨縁下欠損

PD の減少量（mm）：観察期間 6 か月と 12 か月

Study or Subgroup	非喫煙者			喫煙者			Weight	平均値差 IV, Fixed, 95% CI
	Mean	SD	Total	Mean	SD	Total		
Mayfield 1998	2.9	1.4	10	2.6	2.4	10	6.9%	0.30 [-1.42, 2.02]
Trombelli 1997	4.5	1.8	28	3.9	1.4	10	17.2%	0.60 [-0.49, 1.69]
Yilmaz 2010	4.63	0.52	12	3.97	0.76	12	75.9%	0.66 [0.14, 1.18]
Total（95% CI）			50			32	100.0%	0.62 [0.17, 1.08]

Heterogeneity：Chi^2=0.16, df=2（P=0.92）；I^2=0%
Test for overall effect：Z=2.70（P=0.007）

臨床的アタッチメントゲイン（mm）：観察期間 6 か月と 12 か月

Study or Subgroup	非喫煙者			喫煙者			Weight	平均値差 IV, Fixed, 95% CI
	Mean	SD	Total	Mean	SD	Total		
Mayfield 1998	1.9	1.5	10	0.8	1.9	10	4.2%	1.10 [-0.40, 2.60]
Yilmaz 2010	4.06	0.4	12	3.26	0.42	12	87.9%	0.80 [0.47, 1.13]
Trombelli 1997	3.2	2	28	1.2	1.3	10	7.9%	2.00 [0.91, 3.09]
Total（95% CI）			50			32	100.0%	0.91 [0.60, 1.22]

Heterogeneity：Chi^2=4.30, df=2（P=0.12）；I^2=54%
Test for overall effect：Z=5.78（P<0.00001）

骨増加量（プロービングによる測定）（mm）：観察期間 6 か月と 12 か月

Study or Subgroup	非喫煙者			喫煙者			Weight	平均値差 IV, Fixed, 95% CI
	Mean	SD	Total	Mean	SD	Total		
Loos 2002	2.04	0.43	13	0.52	0.41	12	49.0%	1.52 [1.19, 1.85]
Mayfield 1998	0.9	1	10	0.1	2.4	10	2.0%	0.80 [-0.81, 2.41]
Yilmaz 2010	3.63	0.38	12	2.83	0.47	12	45.5%	0.80 [0.46, 1.14]
Trombelli 1997	3.7	2.2	28	0.5	1.5	10	3.5%	3.20 [1.96, 4.44]
Total（95% CI）			63			44	100.0%	1.24 [1.01, 1.47]

Heterogeneity：Chi^2=19.08, df=3（P=0.0003）；I^2=84%
Test for overall effect：Z=10.51（P<0.00001）

骨増加量（エックス線画像による測定）（mm）：観察期間 9 か月と 12 か月

Study or Subgroup	非喫煙者			喫煙者			Weight	平均値差 IV, Fixed, 95% CI
	Mean	SD	Total	Mean	SD	Total		
Kitamura（EMD）2015	1.41	1.56	97	0.92	1.11	12	16.2%	0.49 [-0.21, 1.19]
Kitamura（rhFGF2）2015	2	1.43	93	1.67	1.29	17	17.3%	0.33 [-0.35, 1.01]
Yilmaz 2010	3.67	0.48	12	2.98	0.38	12	66.4%	0.69 [0.34, 1.04]
Total（95% CI）			202			41	100.0%	0.60 [0.31, 0.88]

Heterogeneity：Chi^2=0.96, df=2（P=0.62）；I^2=0%
Test for overall effect：Z=4.13（P<0.0001）

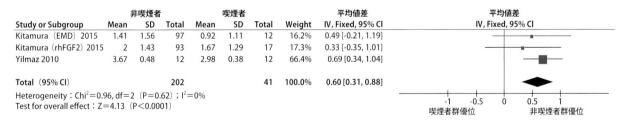

② 根分岐部病変

　本 CQ の選択基準を満たす論文が 1 報のみのため，フォレストプロットは作成しなかった．

8. 参考文献

1. Yilmaz S, Cakar G, Ipci SD, Kuru B, Yildirim B：Regenerative treatment with platelet-rich plasma combined with a bovine-derived xenograft in smokers and non-smokers：12-month clinical and radiographic results. J Clin Periodontol, 37：80-87, 2010.

2. Loos BG, Louwerse PH, Van Winkelhoff AJ, Burger W, Gilijamse M, Hart AA, van der Velden U：Use of barrier membranes and systemic antibiotics in the treatment of intraosseous defects. J Clin Periodontol, 29：910-921, 2002.

3. Mayfield L, Söderholm G, Hallström H, Kullendorff B, Edwardsson S, Bratthall G, Brägger U, Attström R：Guided tissue regeneration for the treatment of intraosseous defects using a biabsorbable membrane. A controlled clinical study. J Clin Periodontol, 25：585-595, 1998.

4. Trombelli L, Kim CK, Zimmerman GJ, Wikesjö UM：Retrospective analysis of factors related to clinical outcome of guided tissue regeneration procedures in intrabony defects. J Clin Periodontol, 24：366-371, 1997.

5. Kitamura M, Akamatsu M, Kawanami M, Furuichi Y, Fujii T, Mori M, Kunimatsu K, Shimauchi H, Ogata Y, Yamamoto M, Nakagawa T, Sato S, Ito K, Ogasawara T, Izumi Y, Gomi K, Yamazaki K, Yoshie H, Fukuda M, Noguchi T, Takashiba S, Kurihara H, Nagata T, Hamachi T, Maeda K, Yokota M, Sakagami R, Hara Y, Noguchi K, Furuuchi T, Sasano T, Imai E, Ohmae M, Koizumi H, Watanuki M, Murakami S：Randomized Placebo-Controlled and Controlled Non-Inferiority Phase Ⅲ Trials Comparing Trafermin, a Recombinant Human Fibroblast Growth Factor 2, and Enamel Matrix Derivative in Periodontal Regeneration in Intrabony Defects. J Bone Miner Res, 31：806-814, 2016.

6. Hoffmann T, Richter S, Meyle J, Gonzales JR, Heinz B, Arjomand M, Sculean A, Reich E, Jepsen K, Jepsen S, Boedeker RH：A randomized clinical multicentre trial comparing enamel matrix derivative and membrane treatment of buccal class Ⅱ furcation involvement in mandibular molars. Part Ⅲ：patient factors and treatment outcome. J Clin Periodontol, 33：575-583, 2006.

7. Luepke PG, Mellonig JT, Brunsvold MA：A clinical evaluation of a bioresorbable barrier with and without decalcified freeze-dried bone allograft in the treatment of molar furcations. J Clin Periodontol, 24：440-446, 1997.

8. Bowers GM, Schallhorn RG, McClain PK, Morrison GM, Morgan R, Reynolds MA：Factors influencing the outcome of regenerative therapy in mandibular Class Ⅱ furcations：Part Ⅰ. J Periodontol, 74：1255-1268, 2003.

9. Stavropoulos A, Karring T：Long-term stability of periodontal conditions achieved following guided tissue regeneration with bioresorbable membranes：case series results after 6-7 years. J Clin Periodontol, 31：939-944, 2004.

クリニカル・クエスチョン（CQ）と推奨文の一覧表

クリニカル・クエスチョン（CQ）		推奨文	推奨の方向性	推奨の強さ	エビデンスの確実性	該当頁
CQ1	骨縁下欠損に対するGTR法は，フラップ手術よりも推奨されますか？	骨縁下欠損に対して，吸収性膜を用いたGTR法を行うことを推奨する	行う	強い	中程度	20
CQ2	骨縁下欠損に対するEMDを用いた歯周組織再生療法は，フラップ手術よりも推奨されますか？	骨縁下欠損に対して，EMDを用いた歯周組織再生療法を行うことを推奨する	行う	強い	中程度	28
CQ3	骨縁下欠損に対するFGF-2を用いた歯周組織再生療法は，フラップ手術よりも推奨されますか？	骨縁下欠損に対して，FGF-2を用いた歯周組織再生療法を行うことを推奨する	行う	強い	中程度	38
CQ4	根分岐部病変に対する歯周組織再生療法（GTR法, EMD, FGF-2）は，フラップ手術よりも推奨されますか？	① GTR法：2度根分岐部病変に対して，吸収性膜を用いたGTR法を行うことを推奨する	行う	強い	中程度	52
		② EMD：2度根分岐部病変に対して，EMDを用いた歯周組織再生療法を行うことを推奨する	行う	弱い	弱い	
		③ FGF-2：2度根分岐部病変に対して，FGF-2を用いた歯周組織再生療法を行わないことを推奨する	行わない	弱い	非常に弱い	
CQ5	骨縁下欠損または根分岐部病変に対するEMDを用いた歯周組織再生療法は, GTR法よりも推奨されますか？	① 骨縁下欠損：GTR法と比較して，EMDを用いた歯周組織再生療法を行うことを推奨する	行う	弱い	弱い	68
		② 根分岐部病変：GTR法と比較して，EMDを用いた歯周組織再生療法を行うことを推奨する	行う	弱い	非常に弱い	
CQ6	骨縁下欠損または根分岐部病変に対するFGF-2を用いた歯周組織再生療法は, EMDを用いる場合よりも推奨されますか？	① 骨縁下欠損：EMDと比較して，FGF-2を用いた歯周組織再生療法を行うことを推奨する	行う	弱い	弱い	77
		② 根分岐部病変：EMDと比較して，FGF-2を用いた歯周組織再生療法を行わないことを推奨する	行わない	弱い	非常に弱い	
CQ7	骨縁下欠損または根分岐部病変に対して, GTR法に骨移植材を併用することは, 併用しない場合よりも推奨されますか？	① 骨縁下欠損：GTR法に骨移植材を併用しないことを推奨する	行わない	弱い	強い	86
		② 根分岐部病変：GTR法に骨移植材を併用しないことを推奨する	行わない	弱い	強い	
CQ8	骨縁下欠損または根分岐部病変に対して, EMDを用いた歯周組織再生療法に骨移植材を併用することは, 併用しない場合よりも推奨されますか？	① 骨縁下欠損：EMDに骨移植材を併用しないことを推奨する	行わない	弱い	弱い	97
		② 根分岐部病変：EMDに骨移植材を併用しないことを推奨する	行わない	弱い	非常に弱い	
CQ9	骨縁下欠損または根分岐部病変に対する歯周組織再生療法は, 非喫煙者と比べて喫煙者に推奨されますか？	骨縁下欠損および根分岐部病変への歯周組織再生療法は，非喫煙者と比べて喫煙者には行わないことを推奨する	行わない	強い	弱い	111

歯周病患者における
再生療法のガイドライン 2023　　　ISBN978-4-263-45680-4

2023 年 12 月 25 日　第 1 版第 1 刷発行

編　集　特定非営利活動法人
　　　　日本歯周病学会

発行者　白　石　泰　夫

発行所　医歯薬出版株式会社

〒113-8612　東京都文京区本駒込 1-7-10
TEL. (03)5395-7638(編集)・7630(販売)
FAX. (03)5395-7639(編集)・7633(販売)
https://www.ishiyaku.co.jp/
郵便振替番号　00190-5-13816

乱丁，落丁の際はお取り替えいたします　　　印刷・教文堂／製本・榎本製本